Q10

– für eine bessere Gesundheit und ein langes Leben

Pernille Lund: Q10 – für eine bessere Gesundheit und ein langes Leben

Druck: Schweitzer A/S, Vejle, Dänemark
ISBN 978-87-7776-115-7

Inhalt

Einleitung

Wir Menschen könnten nicht atmen, uns bewegen und noch nicht einmal denken, wenn es kein Q10 gäbe. Q10 ist ein essenzielles Coenzym, das an der Umsetzung von Energie in allen Zellen des Körpers beteiligt ist. Man kann die Abhängigkeit der Zellen von Q10 mit der Abhängigkeit eines Motors von den Zündkerzen vergleichen: Der Motor kann erst laufen, nachdem die Zündkerzen den Verbrennungsprozess eingeleitet haben. Ohne die Zündkerzen könnte sich selbst das teuerste Auto nicht einen Zentimeter bewegen. Und ohne Q10 wäre der Mensch nur für einen kurzen Moment am Leben.

Ein Großteil unseres Q10 wird im Körper produziert. Allerdings nimmt die körpereigene Produktion dieser Substanz mit dem Alter ab. Zudem können chronische Krankheiten, intensiver Sport und bestimmte Medikamente unsere Q10-Versorgung stören. Dies kann uns in unterschiedlicher Weise beeinflussen.

Die meisten Menschen nutzen Nahrungsergänzungsmittel mit Q10, um ihren Energiehaushalt zu unterstützen. Q10 kann jedoch viel mehr, als nur unsere Energiereserven wieder aufzufüllen. Dieser lebenswichtige Wirkstoff übernimmt eine zentrale Rolle bei allen Zell- und Organfunktionen und hilft dabei, die Geschwindigkeit des Alterungsprozesses zu steuern. Darüber hinaus ist er wichtig für die Kontraktionskraft des Herzmuskels, die Fruchtbarkeit, Heilungsprozesse und zahlreiche andere Funktionen. Internationale Forscher entdecken ständig neue spannende Anwendungsmöglichkeiten für Q10.

Q10 wurde 1957 vom amerikanischen Wissenschaftler Fred Crane bei Untersuchungen zum Zellstoffwechsel entdeckt. 1978 erhielt der britische Wissenschaftler Peter Mitchell den Chemie-Nobelpreis für seine Erkenntnisse zur Rolle von Q10 beim Zellstoffwechsel. Der amerikanische Forscher Professor Karl Folkers erhielt die Priestley-Medaille, das amerikanische Äquivalent zum Chemie-Nobelpreis, für seinen Beitrag zur Erforschung von Q10. 1990 begann das dänische Pharmaunternehmen Pharma Nord mit der Produktion von Q10-Kapseln. Zum ersten Mal überhaupt war die Substanz nun als Nahrungsergänzungsmittel in Europa verfügbar, und die positiven Rückmeldungen der Verbraucher motivierten Forscher auf der ganzen Welt, zahlreiche kleinere Studien durchzuführen.

Q10 ist heute als wissenschaftlich dokumentierte Behandlung bei Erkrankungen wie chronischer Herzinsuffizienz, Hypertonie, Typ-2-Diabetes sowie bei mitochondrialen Erkrankungen anerkannt und wird sogar Patienten mit Hypercholesterinämie empfohlen, um die Nebenwirkungen von cholesterinsenkenden Statinen zu verhindern. In Ungarn ist Q10 seit

2005 als Arzneimittel für chronische Herzinsuffizienz zugelassen und schwedische Forscher haben bewiesen, dass Q10 die Sterblichkeit älterer Menschen aufgrund von Herz-Kreislauf-Erkrankungen um 54 % reduziert, wenn es in Kombination mit Selen eingenommen wird. Q10 hat sich von einem normalen Nahrungsergänzungsmittel zu einem wegweisenden Arzneimittel entwickelt und die Erfolgsgeschichte ist noch lange nicht zu Ende. Immer mehr Forschungsarbeiten lassen darauf schließen, dass Q10 ein Nährstoff ist, der einen großen Einfluss auf die menschliche Gesundheit hat.

Allerdings ist die Qualität des jeweiligen Q10-Präparats von besonderer Bedeutung: Sie muss so hoch sein, dass der Körper den aktiven Bestandteil aufnehmen und verarbeiten kann, ganz gleich, ob das Präparat von einem Verbraucher eingenommen werden soll oder ob es zu wissenschaftlichen Zwecken eingesetzt wird. Eines der meist dokumentierten Q10-Präparate, das auf dem Markt verfügbar ist, wird von Pharma Nord in Dänemark entwickelt und hergestellt. Das Rohmaterial dieses Produkts ist identisch mit dem körpereigenen Q10, und seine exzellente Bioverfügbarkeit und zuverlässige Qualität wurde umfangreich dokumentiert. Es überrascht nicht, dass dieses Präparat in Bezug auf Qualität hohe Maßstäbe gesetzt hat und seit über zehn Jahren das offizielle Referenzprodukt des internationalen Coenzym Q10-Verbandes (ICQA) ist. Der ICQA koordiniert die gesamte wissenschaftliche Q10-Forschung weltweit und hält regelmäßige Symposien ab, bei denen die neuesten Forschungsstudien präsentiert werden.

Was sind Coenzyme?

Coenzyme sind Moleküle, die sich mit Enzymen verbinden und ihnen dadurch ihre jeweiligen Reaktionen ermöglichen. Es gibt eine begrenzte Anzahl Coenzyme, das essenzielle Q10 ist eines davon.

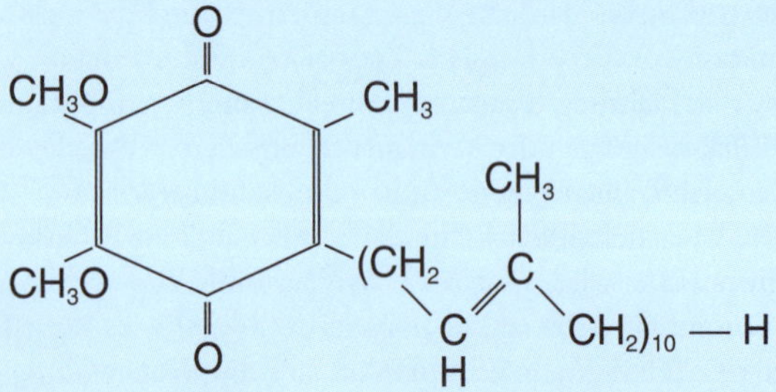

Kapitel 1

Energie als Voraussetzung allen Lebens

Q10, auch als Ubiquinon bekannt, gehört zu einer Gruppe Enzyme. Hierher stammt auch das „Q" in „Q10". Mikroorganismen, Pflanzen, Tiere und Menschen sind von den kleinen Coenzymen abhängig, die Teil des Stoffwechsels sind und deshalb von allen Lebewesen benötigt werden. Es gibt verschiedene Arten Ubiquinon, Q10 ist jedoch das Ubiquinon, das für uns Menschen wichtig ist. Um zu verstehen, wie Q10 funktioniert, müssen wir uns die mikroskopische Welt etwas genauer anschauen.

Wenn Sie Nahrung oder Flüssigkeit zu sich nehmen, werden die energieliefernden Substanzen aus Kohlenhydraten, Fetten und Proteinen über das Blut zu den verschiedenen Zellen der Organe und des Gewebes transportiert. Jede Zelle verfügt über kleine bohnenförmige „Kraftwerke", die Mitochondrien. Genau hier werden die Nährstoffe in Energie umgewandelt.

In der inneren Membran der Mitochondrien findet ein faszinierender Prozess statt, bei dem Energie umgesetzt wird. Äußerlich erinnert diese Membran an gefaltete Gedärme. Die Nährstoffe werden mithilfe des Sauerstoffs aus der Atmung verbrannt. Auch Q10 ist an diesem Prozess aktiv beteiligt, der als Elektronentransportkette bekannt ist und bei dem Elektronen von einer Enzymkette übertragen werden. Es ist die Aufgabe des Q10, die Elektronen aufzunehmen und wieder abzugeben und so elektrische Energie zu erzeugen. Man kann diesen Prozess mit einem Stromkabel vergleichen, wobei das Q10 für das An- und Abschalten des Stroms verantwortlich ist.

Dies funktioniert wie folgt: Das Q10 unterstützt die Mitochondrien bei der Erzeugung chemisch konzentrierter Energie in Form eines Moleküls namens ATP (Adenosintriphosphat). Nachdem das ATP erzeugt wurde, verlässt es die Mitochondrien und wandert in den restlichen Teil der Zelle, wo es als gespeicherte Energie für alle Prozesse zur Verfügung steht, für die Energie benötigt wird. Man kann ATP mit einer Batterie vergleichen: Wenn beispielsweise Energie für Atmung, Muskelkontraktionen oder Gehirnaktivität benötigt wird, wird das ATP aufgespalten. Die gespeicherte Energie wird aus dem Inneren freigesetzt und das ATP wird in

ADP (Adenosindiphosphat) umgewandelt. Die benutzten ADP-Moleküle – Sie können sich diese wie leere Batterien vorstellen – wandern zurück in die Mitochondrien, wo sie wieder aufgeladen und in ATP umgewandelt werden. Für diesen Prozess werden Nährstoffe, Sauerstoff und Q10 benötigt.

Da der Energiebedarf je nach Zelltyp variiert, kann die Zahl der Mitochondrien, die eine Zelle enthält (Mitochondriendichte), abhängig von der Art des Gewebes zwischen nur einer und mehreren Tausend Mitochondrien liegen. Herz-, Muskel-, Gehirn-, Leber-, Nieren-, Ei- und Spermazellen benötigen sehr viel Energie und verfügen daher über sehr viele Mitochondrien. Eine einzelne Leberzelle beispielsweise kann mehr als 1.000 Mitochondrien enthalten, eine Eizelle sogar noch mehr.

Es ist eine erstaunliche Vorstellung, dass der Mensch aus fast 10 Billionen (10.000.000.000.000) Zellen besteht. Viele Zellen enthalten etwa eine Billionen ATP-Moleküle und jedes einzelne ATP-Molekül wird mithilfe von Q10 innerhalb von 24 Stunden 1.000 bis 1.500 Mal benutzt und wiederverwendet.

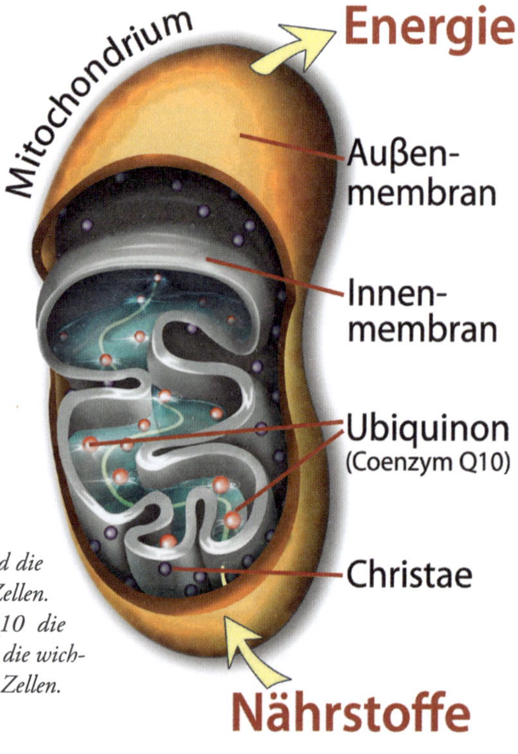

Die Mitochondrien sind die „Kraftwerke" unserer Zellen. Hier wandelt das Q10 die Nährstoffe in ATP um, die wichtigste Energiequelle der Zellen.

Warum heißt es Q10?

Q10 gehört zu einer Gruppe Coenzymen, den Ubiquinonen (vom Lateinischen „ubique“, was so viel bedeutet wie „allgegenwärtig“). Ubiquinon findet sich in fast allen Zellen und kommt in verschiedenen biochemischen Formen vor. Chemisch gesehen besteht Ubiquinon aus einem ringförmigen Molekül und einer Seitenkette. Je länger die Seitenkette ist, desto größer ist die Anzahl der Coenzyme. Das menschliche Gewebe enthält Q10, das von Mäusen Q9 und das von Kolibakterien Q8.

Von Molekülen, Atomen und Elektronen

Alle Moleküle bestehen aus Atomen. Atome bestehen aus einem Kern und einer bestimmten Anzahl von Elektronen, die um den Atomkern kreisen. Atome, die von chemischen Verbindungen zusammengehalten werden, heißen Moleküle. Ein Molekül ist das kleinste Partikel einer Substanz, das die chemischen und physikalischen Eigenschaften dieser Substanz speichert. Q10 ist ein großes Molekül, das über die außergewöhnliche Fähigkeit verfügt, beim Energiestoffwechsel Elektronen aufzunehmen und wieder abzugeben.

Q10 ist das einzige fettlösliche Antioxidans, das der menschliche Körper selbst produzieren kann

Unsere Zellen benötigen Sauerstoff, um Nahrung in Energie umzuwandeln. Der Sauerstoff kann die Zellen aber auch schädigen, wenn er sich in freie Sauerstoffradikale verwandelt – aggressive Sauerstoffverbindungen, die entweder ein Elektron verloren oder eines aufgenommen haben. Aufgrund dieser temporären Instabilität versuchen die Sauerstoffradikale, ihr Gleichgewicht wiederherzustellen, indem sie sich mit anderen Molekülen verbinden. Die anderen Moleküle werden bei diesem Prozess allerdings geschädigt und verwandeln sich selbst in freie Sauerstoffradikale. Wenn ein Auto rostet oder ein Stück Apfel braun wird, sind die freien Sauerstoffradikale dafür verantwortlich. In gleicher Weise können die Radikale menschliche Zellen angreifen und eine Kettenreaktion hervorrufen, sowohl innerhalb als auch außerhalb unserer Zellen.

Wenn wir atmen, werden ein bis fünf Prozent des aufgenommenen Sauerstoffs in freie Sauerstoffradikale umgewandelt. Dies geschieht, da der Sauerstoff von Natur aus nicht vollständig verarbeitet wird.

Die negativen Auswirkungen der freien Radikale werden durch äußere Einflüsse wie Rauchen, Infektionen, Vergiftungen, Schwermetalle, Strahlung, Sonnenlicht, schwere körperliche Arbeit sowie Stress verstärkt.

Vermutlich spielen auch Alterungsprozesse eine Rolle, wenn sich die natürliche Sauerstoffverarbeitung verringert.

Obwohl die freien Sauerstoffradikale nur für Sekundenbruchteile existieren, können sie die Zellmembranen und die DNA in unseren Zellen, unseren genetischen Code, stark schädigen. Freie Radikale können außerdem die Mitochondrien angreifen, die zusammen mit dem Q10 für die Umsetzung von Energie in unserem Körper und eine Vielzahl anderer Funktionen zuständig sind. Hierzu kommen wir später noch einmal.

Außerdem ist es gefährlich, wenn freie Radikale LDL-Cholesterin* angreifen und es dazu bringen, zu peroxidieren (ranzig zu werden) und sich in den Wänden der Blutgefäße abzusetzen. Cholesterin wird erst schädlich, nachdem dieser Prozess stattgefunden hat, der auch den Weg für Atherosklerose ebnet.

Freie Radikale werden mit mehr als 200 verschiedenen Krankheiten in Verbindung gebracht, einschließlich verschiedener Herz-Kreislauf-Erkrankungen, chronischer rheumatoider Arthritis und Krebs. Freie Radikale können darüber hinaus die Alterung der Haut und andere Alterungsprozesse beschleunigen.

Um sich vor freien Radikalen zu schützen, benötigt der Körper Antioxidanzien, die die Angriffe der freien Radikale abwehren. Q10 ist das einzige fettlösliche Antioxidans, das der menschliche Körper selbst produzieren kann. Q10 ist ein sehr wichtiger Bestandteil der ersten Abwehrmaßnahmen unseres Körpers, die er nutzt, um Cholesterin, Zellen und Zellmembranen zu verteidigen und dadurch zahlreichen Krankheiten und vorzeitiger Alterung vorzubeugen.

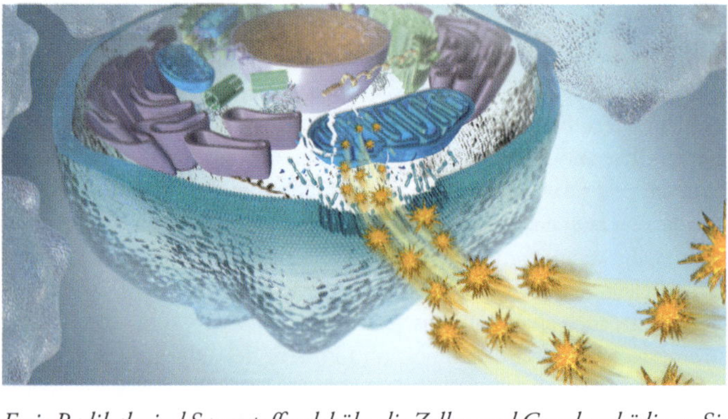

Freie Radikale sind Sauerstoffmoleküle, die Zellen und Gewebe schädigen. Sie werden vom Körper auf natürliche Weise produziert, zum Beispiel bei Stoffwechselprozessen. Freie Radikale können Zellen zerstören, Krankheiten hervorrufen und vorzeitige Alterung bewirken.

Verschiedene Formen von Q10

Es gibt zwei Hauptformen von Q10. Die eine wird für den Energiestoffwechsel benötigt, die andere ist ein Antioxidans. Sie sind bekannt als Ubiquinon und Ubiquinol.
Ubiquinon ist die oxidierte Form von Q10. Sie ist besonders wichtig für unseren Energiestoffwechsel und hat eine gelbliche Farbe.
Mit den beiden zusätzlichen Wasserstoffmolekülen stellt Ubiquinol die nicht-oxidierte und reduzierte Form von Q10 dar. Sie ist besonders wichtig als Antioxidans und hat eine milchig-weiße Farbe.
Mithilfe enzymatischer Prozesse wechseln Ubiquinon und Ubiquinol ständig zwischen diesen beiden Formen hin und her, je nachdem, welche davon der Körper gerade benötigt.
Experten gehen davon aus, dass 96 % des Q10 im Blut eines jungen Menschen in Form von Ubiquinol vorkommen, während die übrigen vier Prozent Ubiquinon sind. Grund dafür ist, dass Ubiquinol vor allem im Blut als Antioxidans benötigt wird und dass die Umwandlung in Ubiquinon innerhalb der Mitochondrien wichtiger ist, da dort der Energiestoffwechsel stattfindet. Die meisten Menschen können Ubiquinon ganz leicht in Ubiquinol umwandeln und können auf diese Weise das richtige Verhältnis der beiden Formen aufrechterhalten. Auch können die meisten Menschen Q10-Präparate in Form von Ubiquinon verwenden, da der Körper daran gewöhnt ist, Q10 von der einen in die andere Form und umgekehrt umzuwandeln. Die in diesem Buch genannten wissenschaftlichen Studien basieren auf Q10-Präparaten in Form von Ubiquinon.

Das Q10-Molekül als einzigartiges Redox-Paar

Die Tatsache, dass Q10 sowohl in einer reduzierten als auch in einer oxidierten Form vorkommen kann – was auch als Redox-Paar bezeichnet wird – ist aus biochemischer Sicht einzigartig. Die Moleküle wechseln zwischen zwei separaten äußerst bedeutsamen Funktionen hin und her, die beide durch nichts anders ersetzt werden können.

Woher bekommen wir unser Q10 – und bekommen wir genug davon?

Q10 ist eine fettlösliche Substanz, die in der Leber produziert wird, und in allen Körperzellen vorkommt. Damit der Körper Q10 produzieren kann, benötigt er bestimmte Vitamine, Mineralien und Aminosäuren (Phenylalanin, Thyroxin und Methionin). In Tierversuchen konnte sogar gezeigt werden, dass Vitamin E die Q10-Produktion in der Leber um 30 % erhöht.

Eine gewisse Menge Q10 nehmen wir auch über die Nahrung auf. Gute Q10-Quellen sind zum Beispiel Fleisch (besonders Herz und Innereien), fetthaltiger Fisch, Vollkorn, Nüsse und Pflanzenöle. Laut Jürgen Vormann, einem deutschen Professor und Ernährungswissenschaftler, liefert die durchschnittliche Ernährung nur 2-3 mg Q10 täglich.

Daher ist die körpereigene Q10-Produktion unsere wichtigste Versorgungsquelle. Bis zum Alter von 20 bis 25 Jahren steigt unsere Q10-Produktion an. Danach beginnt sie jedoch abzunehmen. Viele Menschen bemerken diesen Unterschied, wenn sie das 50. Lebensjahr überschreiten. Stress, bestimmte Krankheiten und Medikamente können darüber hinaus dazu beitragen, dass die Q10-Werte sinken. So wurde zum Beispiel dokumentiert, dass die Q10-Werte vieler Herzpatienten sehr niedrig sind (dieses Thema wird in den folgenden Kapiteln behandelt).

Zum Glück können Nahrungsergänzungsmittel diesen Mangel ausgleichen. Mehr zur Qualität, zur Anwendung von Q10 und zur optimalen Einnahmemenge erfahren Sie in Kapitel 12.

Q10-Gehalt in ausgewählten Nahrungsmitteln – mg/kg	
Sojaöl	54-280
Olivenöl	4-160
Rinderherz	113
Sardinen	5-64
Leber	39-50
Rindfleisch	26-40
Walnüsse	19
Brokkoli	6-9
Äpfel	1

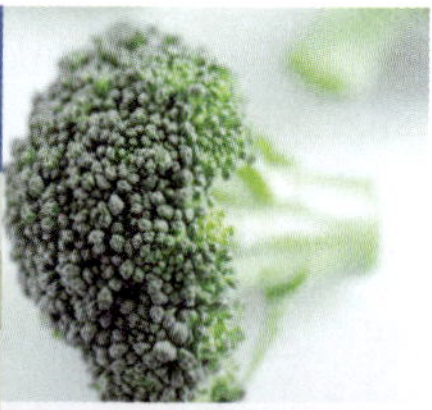

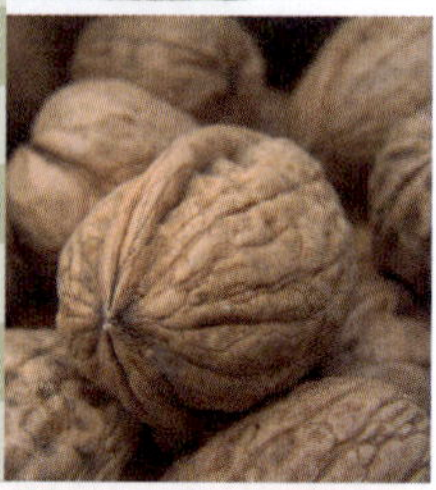

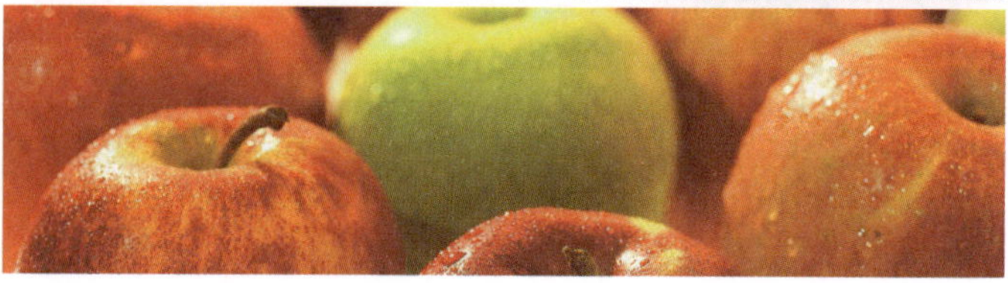

Aufnahme von Q10 und seine Verteilung im Körper

Q10 ist eine fettlösliche Substanz, die im Dünndarm aufgenommen wird. Von hier aus wird es ins Lymphsystem des Darms und ins Blut befördert, wo die Q10-Werte nach 6-8 Stunden ihren Höchststand erreichen. Nachdem das Q10 im Darm aufgenommen wurde, wird das meiste Ubiquinon in Ubiquinol umgewandelt. Während das Q10 ins Lymphsystem und ins Blut transportiert wird, ist es an seinen chemischen Verwandten, das LDL, gebunden. Ubiquinol fungiert auch als wichtiges Antioxidans im Blut und in der Lymphe. Beim Energiestoffwechsel wechseln Ubiquinol und Ubiquinon in den Mitochondrien zwischen der einen und der anderen Form hin und her.

Fazit

Q10 ist ein essenzielles Coenzym, das eine aktive Rolle bei der Energieproduktion in allen Zellen einnimmt. Einen Großteil des Q10 produzieren wir selbst, die körpereigene Produktion nimmt jedoch mit zunehmendem Alter ab, was sich negativ auf unsere Vitalität und unsere Muskelkraft auswirken kann.
Stress, bestimmte Krankheiten und Medikamente können außerdem dazu beitragen, dass die Q10-Werte im Körper sinken.
Darüber hinaus ist Q10 ein wichtiges Antioxidans und sogar das einzige fettlösliche Antioxidans, das der menschliche Körper selbst produzieren kann. Es erfüllt eine wichtige Schutzfunktion für unsere Zellen, Mitochondrien und unser Herz-Kreislauf-System.
Die Tatsache, dass Q10 als Redox-Paar in unterschiedlichen Formen mit unterschiedlichen Funktionen vorkommen kann, ist aus biochemischer Sicht einzigartig. Die meisten Menschen können Ubiquinon ganz leicht in Ubiquinol umwandeln und zwar in genau der Menge, die der Körper benötigt.
Es ist erwiesen, dass bestimmte Krankheiten und Faktoren die Q10-Werte im Körper senken können, obwohl der Körper dieses Coenzym eigentlich verstärkt benötigt. Krankheit und niedrige Q10-Werte sind eine sehr unglückliche Kombination.
Wissenschaftler glauben, dass ein um 25 % niedrigerer Q10-Gehalt im Körper zu schweren Erkrankungen führen kann. Bei einem um 75 % niedrigeren Q10-Gehalt und darunter könnten wir wahrscheinlich nicht mehr weiterleben.

Es ist ganz einfach, die Q10-Werte durch eine bestimmte Ernährung und Nahrungsergänzungsmittel zu erhöhen.

„Ausreichend hohe Q10-Werte werden mit Vitalität, Gesundheit und Wohlbefinden von Mensch und Tier in Verbindung gebracht. Ein Q10-Mangel steht im Zusammenhang mit Verfall, Krankheit und Depressionen."

Zitat: Peter H. Langsjoen M.D.
Kardiologe, Tyler, Texas, USA 2003

Kapitel 2

Q10 unterstützt Ihre Zellen und verzögert die Alterungserscheinungen

Um physisch und mental optimal zu funktionieren, benötigen wir sehr viel Energie. Viele Menschen konsumieren Kaffee, Cola oder nehmen Stimulanzien ein, um ihre Energiereserven wieder aufzufüllen. Dies kann verschiedene Probleme verursachen. Erstens kommt der Körper sehr gut ohne all diese Substanzen aus. Zweitens können die Stimulanzien Ihren Blutzuckerspiegel, Ihr zentrales Nervensystem und Ihren Schlaf beeinträchtigen, wenn Sie diese zu oft oder in zu großen Mengen einnehmen. Dies ist häufig der Fall bei den weit verbreiteten Produkten, die einen schnellen Energieschub versprechen, an die sich der Körper aber schnell gewöhnt und die seinen Nährstoffgehalt bekanntermaßen verringern. Aus genau diesem Grund sollten koffeinhaltige Getränke im Allgemeinen nach 17.00 Uhr nicht mehr konsumiert werden.

Außerdem nutzen viele Menschen adaptogene Heilkräuter wie Ginseng, um ihren Energiehaushalt zu unterstützen, aber auch dies kann Probleme verursachen. Menschen, die Ginseng einnehmen, wird empfohlen, regelmäßig mit der Einnahme zu pausieren, damit sich der Körper wieder erholen kann. Darüber hinaus ist Ginseng bei Hypertonie und akuten Infektionen kontraindiziert.

Im Gegensatz zu verschiedenen Stimulanzien und adaptogenen Heilkräutern stellt Q10 eine vollkommen natürliche Möglichkeit dar, neue Energie zu tanken. Da Q10 ein integraler Bestandteil der biochemischen Vorgänge in unseren Zellen ist, beeinflusst er weder den Blutzuckerspiegel noch das zentrale Nervensystem. Wie bereits erwähnt, beginnt die körpereigene Produktion von Q10 ab dem Alter von 20 bis 25 Jahren abzunehmen. Gleichzeitig sinken die Q10-Werte in unseren Zellen. Vermutlich besteht der Hauptgrund darin, dass es die Natur nicht vorgesehen hat, dass der Mensch ein hohes Alter erreicht. Folglich müssen wir uns mit dem langsamen Verfall unseres Körpers über Jahrzehnte hinweg abfinden. Obwohl wir immer älter werden und die Abnahme unserer Energiereserven wahrnehmen können, können wir unsere Zellen jetzt jedoch mithilfe von Q10 für den Rest unseres Lebens „auftanken“. Auf diese Weise können wir den altersbedingten Energieverlust, der für den Verfall unseres Körpers verantwortlich ist, verzögern und verringern. Es ist nie zu spät, mit der Einnahme von Q10 zu beginnen, und es ist eine großartige Möglichkeit, einen Teil unserer verlorenen Vitalität und Jugendlichkeit zurückzuerlangen. Außerdem gewöhnt sich der Körper nicht an die Q10-Präparate, wie es bei Stimulanzien der Fall ist. Um zu verstehen, warum Q10 eine so einzigartige Substanz ist, müssen wir einen genaueren Blick auf die Struktur der Zellen werfen und uns mit den Mitochondrien sowie deren zahlreichen Q10-basierten Funktionen beschäftigen.

Q10, die Henne und das Ei

Viele Krankheiten und Gesundheitsprobleme gehen mit einem verringerten Energiehaushalt einher. Umgekehrt können viele dieser Probleme durch einen zellulären Energiemangel verursacht werden, der dazu führt, dass die Zellen ihre Funktionen nicht ausüben können. Es ist wie mit der Henne und dem Ei: Es ist schwierig zu sagen, was von beidem zuerst da war.

Die verschiedenen Funktionen der Mitochondrien und häufige mitochondriale Erkrankungen

Alle unsere Zellen enthalten Mitochondrien. Mitochondrien sind faszinierende Strukturen, die auch als Organellen bezeichnet werden. Sie ähneln den Bakterien; es sind unabhängige lebendige Strukturen mit einem eigenen genetischen Code, der mitochondrialen DNA (mtDNA), und einer natürlichen Fähigkeit, sich in der Zelle zu reproduzieren.

Es ist eine erstaunliche Vorstellung, dass Mitochondrien nur von der Eizelle der Mutter weitergegeben werden können, weil die Mitochondrien des Spermiums bei der Befruchtung der Eizelle zerstört werden. Die Wissenschaft spricht auch von der „mitochondrialen Eva“, deren mtDNA wir der Theorie zufolge alle seit Beginn des menschlichen Lebens von unseren weiblichen Vorfahren geerbt haben.

Mitochondrien werden typischerweise mit kleinen „Kraftwerken“ verglichen, die den Körper mit Energie versorgen. Sie erfüllen allerdings noch viele andere lebenswichtige Funktionen und spielen eine Rolle bei der Zellteilung, bei den Kalziumsignalen, bei der Steuerung des Wachstums und beim programmierten Zelltod (Apoptose). Anders formuliert, sind Mitochondrien in hohem Maße für die Gesundheit der Zellen verantwortlich, für ihre Funktionen und ihre Fähigkeit, sich selbst zu zerstören, sobald sie verschlissen sind oder ihre DNA so geschädigt ist, dass diese möglicherweise Krebserkrankungen hervorrufen kann.

Die Mitochondrien üben bestimmte Funktionen nur in ganz bestimmten Zelltypen aus, weshalb ihr Proteingehalt entsprechend variiert. Mitochondrien fungieren als unabhängige Organellen, die als Zeichen ihres „Gaststatus" in den Zellen verschiedene äußerst wichtige Funktionen übernehmen. Die symbiotische Beziehung zwischen den Mitochondrien und ihren Gastgeberzellen wird von der Mikrobiologin Lynn Margulis genauer beschrieben. Sie weist auf die Tatsache hin, dass keine Lebensform einzeln betrachtet werden kann und dass wir vollständig von Organellen und Mikroben abhängig sind, die sowohl im Inneren als auch außerhalb der Zellen vorkommen. Interessanterweise können genau die Organellen und Mikroben, die lebenswichtig für uns sind, unsere Gesundheit schädigen und sogar lebensbedrohlich werden, wenn die Bedingungen nicht die exakt richtigen sind.

Mitochondrische Veränderungen können sowohl durch verschiedene Krankheiten als auch durch den Alterungsprozess entstehen. Gewebeproben älterer Patienten zeigen eine verringerte Enzymaktivität in der Elektronentransportkette der Mitochondrien, genau dort, wo dem Q10, wie bereits erwähnt, eine essenzielle Rolle beim Energieumsatz zukommt. Forscher vermuten, dass Leiden wie Migräne, Altersschwäche, Chronisches Erschöpfungssyndrom (Chronic Fatigue Syndrome, CFS), Fibromyalgie und neurodegenerative Erkrankungen wie Parkinson möglicherweise durch Funktionsstörungen der Mitochondrien verursacht werden. Dies wird in Kapitel 9 besprochen.

Anders als Zellen können Mitochondrien Schäden an ihrer eigenen DNA nicht reparieren und sind daher sehr anfällig für Angriffe von freien Radikalen.

Weil die Mitochondrien so viele wichtige Funktionen beim Zellstoffwechsel übernehmen, führen Schäden an den Mitochondrien und die daraus resultierenden Funktionsstörungen natürlich zu verschiedenen Krankheiten. Einige Beispiele hierfür sind neurologische Störungen wie Schizophrenie, Demenz, Alzheimer, Parkinson, epileptische Anfälle, aber auch Herz-Kreislauf-Erkrankungen und Diabetes. Es gibt sogar stichhaltige Beweise, die darauf hindeuten, dass die Angriffe der freien Radikale auf die mitochondriale DNA den Weg für diese Krankheiten bereiten.

Mitochondrien sind extrem aktive Einheiten, die ihre verletzliche DNA unter allen Umständen mithilfe von Antioxidanzien schützen müssen. Q10 ist nachweislich eines der Antioxidanzien, die diese Aufgabe am besten erfüllen. In diesem Zusammenhang müssen wir einen genaueren Blick auf den oxidativen Stress werfen, der einem Terroranschlag auf die Zellen auf mikroskopischer Ebene gleichkommt.

Mitochondrien spielen bei den folgenden Funktionen eine äußerst wichtige Rolle

- Energieproduktion
- Kalziumsignale
- Biosynthese der Steroidhormone (Sexualhormone)
- Regulierung des Membranenpotenzials (der Unterschied des elektrischen Potenzials innerhalb und außerhalb einer biologischen Zelle)
- Ammoniakentgiftung in den Leberzellen
- Apoptose (programmierter Zelltod)

Täglicher Stress erhöht den Bedarf an Q10

Stress ist für den Menschen wie eine Fahrt auf der Überholspur und erhöht den Bedarf an Q10 drastisch, da er viele Zellen dazu bringt, zu „überhitzen" und die Produktion von freien Radikalen erhöht.

Wenn sich der Körper in einem permanenten Stresszustand befindet und ihm Q10 fehlt, kann dies zu einem Teufelskreis werden. Vielen Menschen, die unter Stress leiden und sich zunehmend müde und schwach fühlen, fehlt Q10 für ihre Energieproduktion. Die niedrigen Q10-Werte machen auch anfälliger für die Angriffe von freien Radikalen, was zu einem Zustand führt, der auch als oxidativer Stress bekannt ist.

Oxidativer Stress: Wie er Krankheiten verursacht und den Alterungsprozess beschleunigt

Wir alle sind verschiedenen Formen von mentalem Stress ausgesetzt. Bei oxidativem Stress handelt es sich allerdings um biochemischen Stress, der im Körper vorkommt und umso stärker wird, je höher die Aktivität der freien Radikale ist. Oxidativer Stress kann von vielen verschiedenen Dingen verursacht werden.

Weil freie Radikale auf natürliche Weise bei unserem Energiestoffwechsel entstehen, nimmt die Menge der freigesetzten Radikale bei Stress und sehr starker körperlicher Aktivität automatisch zu (vorausgesetzt, die Verarbeitung des Sauerstoffs in den Mitochondrien ist gering). In gleicher Weise nimmt der oxidative Stress durch Rauchen, Infektionen, Umweltgifte etc. zu. Unsere weißen Blutkörperchen können freie Radikale produzieren und als „Waffen" zur Abwehr von Infektionen und Vergiftungen nutzen. Gleichzeitig müssen jedoch unsere eigenen Zellen mit Antioxidanzien geschützt werden.

Ein gesunder Mensch verfügt über genau das richtige Verhältnis von freien Radikalen und Antioxidanzien. Übersteigt der oxidative Stress allerdings eine gewisse Grenze, so hat dies negative Auswirkungen auf die Körperzellen und ihre Mitochondrien, was zu verschiedenen Krankheiten führen kann. Ein sehr hohes Level an oxidativem Stress kann sogar den Alterungsprozess des Körpers beschleunigen, sowohl innerlich als auch äußerlich.

Die Wissenschaft kann den oxidativen Stress im Körper messen. Wenn das Level zu hoch ist, ist es besonders wichtig, den Schaden möglichst schnell zu begrenzen und die Zufuhr von Q10 und anderen Antioxidanzien aus der Nahrung und durch entsprechende Präparate zu erhöhen. So können Sie die negativen Auswirkungen von oxidativem Stress verringern. Darüber hinaus sollten Sie auch an eine entsprechende Vorsorge denken, da wir alle im Laufe unseres Lebens oxidativem Stress ausgesetzt sind. Auch das Alter hinterlässt seine Spuren.

Studien zeigen, dass die Q10-Werte mehrerer Organe mit zunehmendem Alter sinken. Viele Experten glauben, dass Q10 möglicherweise die mitochondriale DNA schützen kann und somit bewirkt, dass die Mitochondrien so lange wie möglich ausreichend Energie erzeugen können.

Q10 unterstützt die Gehirnfunktion

Das Gehirn alleine verbraucht 20-25 % der Energie des Körpers (in Ruhe) und benötigt folglich große Mengen Q10. In Phasen, in denen das Gehirn besonders aktiv ist, beispielsweise, wenn Sie für eine Prüfung lernen und Ihre Gehirnleistung für einen kürzeren oder längeren Zeitraum stärker beansprucht wird, kann Q10 dazu beitragen, dass Sauerstoff und Energie bestmöglich umgesetzt werden, sodass das Gehirn optimal funktioniert. Außerdem sollten Sie Ihren Blutzuckerspiegel stabil halten und körperlich aktiv bleiben, indem Sie regelmäßig spazieren gehen oder Sport treiben. Dem amerikanischen Wissenschaftler Dr. Elkashef zufolge kann die Einnahme von Q10-Präparaten einen therapeutischen Effekt auf Ihr Gedächtnis, Ihre Konzentrationsfähigkeit und andere kognitive Funktionen haben. Q10 hilft außerdem bei Migräne, Altersschwäche und neurologischen Erkrankungen wie Schizophrenie (mehr dazu in Kapitel 9).

Wünschen Sie sich gesunde Haut und einen schönen Teint, sollten Sie die biologischen Funktionen Ihrer Hautzellen unterstützen. Unsere Haut bedeckt eine Fläche von etwa zwei Quadratmetern und ist unser größtes Organ. Die verschiedenen Hautschichten haben die folgenden Funktionen:

- Abbau von Toxinen
- Erhaltung eines ausgewogenen Flüssigkeitshaushaltes
- Regulierung der Körpertemperatur
- Schutz vor schädlichen Mikroorganismen
- Biosynthese von Vitamin D aus Sonnenstrahlen

Für eine gesunde und elastische Haut benötigen wir ausreichende Mengen Nährstoffe und Wasser. Selbst die teuersten Cremes und Lotionen werden zu keinem Ergebnis führen, wenn die Haut nicht von innen heraus ausreichend ernährt wird.
Der Zahn der Zeit nagt an unserer Haut und es ist bekannt, dass exzessives Sonnenbaden die Hautalterung beschleunigt.
Rauchen (selbst passives Rauchen) erzeugt riesige Mengen freier Radikale, die die Hautzellen zerstören und Ihren Teint ruinieren. Noch schlimmer wird es, wenn die freien Radikale das Herz-Kreislauf-System schädigen. Die reduzierte Blutversorgung beeinträchtigt sowohl den Nährstofftransport zur Haut als auch den Abbau von Abfallprodukten. Es gibt also mehrere Gründe, warum Raucher häufig Falten bekommen und ihr Teint blass und uneben ist.

Neben einer gesunden Lebensweise und regelmäßiger Hautpflege scheint ein optimaler Q10-Spiegel zu einer gesünderen Haut beizutragen, die länger jung bleibt. Hierfür sind drei Faktoren verantwortlich: Erstens unterstützt Q10 den Energiestoffwechsel und die Erneuerung der Hautzellen. Zweitens ist Q10 ein leistungsfähiges Antioxidans, das die Hautzellen vor freien Radikalen schützt. Drittens unterstützt Q10 einen normal funktionierenden Blutkreislauf, der Nährstoffe zu den Hautzellen transportiert und am Abbau von Abfallprodukten beteiligt ist.

Sie können die Wirkung von Q10 erheblich verstärken, indem Sie zusätzlich Selen einnehmen. Selen unterstützt eine Vielzahl von Proteinen, die von Selen abhängig sind; einige von ihnen tragen zur Erhaltung einer kräftigen Hautstruktur bei. Da Selen selbst ein leistungsfähiges Antioxidans ist, hilft es dem Körper, sich vor der Schädigung durch freie Radikale zu schützen, die beispielsweise durch Rauchen und Umweltgifte verursacht wird. Raucher sollten auf eine ausreichende Selenversorgung achten, wenn ihr Teint schön und gesund aussehen soll.

Fazit

Im Gegensatz zu vielen Stimulanzien stellt Q10 eine natürliche Möglichkeit dar, Ihren Energiehaushalt zu unterstützen, und ist ein integraler Bestandteil der biochemischen Vorgänge in unserem Körper. Wenn die Ursache für Ihren verringerten Energiehaushalt Q10-Mangel ist, werden Ihnen synthetische Stimulanzien nicht helfen, Ihre Energiereserven aufzufüllen.

Die Mitochondrien sind nicht nur für die Energieproduktion zuständig, sie haben auch viele weitere Funktionen, zu denen unter anderem die Steuerung der Zellteilung, der Stoffwechsel und der programmierte Zelltod (Apoptose) zählen, der dazu führt, dass erkrankte Zellen sich selbst zerstören.

Im Gegensatz zu Zellen können Mitochondrien Schäden an ihrer eigenen DNA nicht reparieren und sind deshalb besonders verletzlich. Offenbar schaffen oxidativer Stress und die Angriffe der freien Radikale auf die mitochondriale DNA die Voraussetzungen für verschiedene Alterungsprozesse und Erkrankungen. Q10 ist in diesem Zusammenhang das leistungsfähigste Antioxidans zum Schutz der DNA der Mitochondrien. Q10-Präparate eignen sich für Menschen, die unter Stress leiden, ihre Energiereserven wieder auffüllen und den Alterungsprozess verlangsamen möchten.

Kapitel 3

Sport, Fettverbrennung und Muskelmasse

Sowohl Ihre körperliche Verfassung als auch Ihre Q10-Werte bestimmen, wie gut Sie beim Sport den Sauerstoff nutzen können.
Wie bereits erwähnt, verbrauchen die Muskelzellen bei körperlicher Aktivität besonders große Mengen Q10; ein Q10-Mangel könnte folglich Ihre Muskelfunktion beeinträchtigen.

Es ist absolut sinnvoll, Q10-Präparate einzunehmen, da das Coenzym Teil des Energiestoffwechsels ist und als leistungsfähiges Antioxidans dazu dient, oxidativem Stress vorzubeugen. Laut Forschung können gesunde Menschen ihre sportlichen Leistungen erhöhen, indem sie täglich 300 mg dieser Substanz über den Tag verteilt einnehmen. So können sie anstrengendes Training länger durchhalten, ohne zu ermüden. 100 mg Q10 reichen nicht aus.

Übergewicht und Fettverbrennung

Beim Thema Übergewicht und Fettverbrennung müssen wir uns das Fettgewebe des Körpers genauer anschauen, da es verschiedene Arten Fettgewebe mit unterschiedlichen Funktionen gibt.
Unser Körper verfügt über zwei grundsätzliche Arten Fettgewebe mit unterschiedlichen Eigenschaften.

Das weiße Fettgewebe kommt im gesamten Körper vor. Wenn wir mehr Kalorien zu uns nehmen als wir verbrennen, werden diese typischerweise in der Bauchregion gespeichert (Apfelfigur). Diese Fettart ist ganz besonders schädlich. Es wird auch um die Hüften und die Oberschenkel herum gebildet (Birnenfigur). Dies sind die Fettdepots, die die meisten Menschen loswerden möchten, sowohl aus kosmetischen als auch aus gesundheitlichen Gründen.

Das braune Fettgewebe kommt viel seltener vor und enthält eine Vielzahl Mitochondrien, die ihm seine braune Farbe verleihen. Die Mitochondrien enthalten auch ein Enzym namens UCP1, das für die Verbrennung des braunen Fettes verantwortlich ist, damit wir bei kalten Temperaturen nicht frieren. Umgekehrt kann es durch Schwitzen abgebaut werden, was beim weißen Fettgewebe nicht der Fall ist.

Forscher haben jetzt entdeckt, dass die Zellen im weißen Fettgewebe durch eine höhere Mitochondrienzahl und mehr UCP1-Enzyme aktiviert werden können. Diese ermöglichen den Zellen Prozesse, die Hitze erzeugen und das Fett zum Schmelzen bringen.
Die Wissenschaft hofft sogar, dass sie die Bildung von größeren Mengen braunem Fettgewebe fördern kann und dies als zukünftige Strategie gegen Übergewicht und Erkrankungen nutzen kann, die mit unserem Lebensstil zusammenhängen.

Aktivieren Sie Ihr Fettverbrennungsenzym mit Sport und Q10

Um den Energieumsatz zu erhöhen, können Muskeln Kohlenhydrate und Fett verbrennen. Offensichtlich verfügen die Muskeln über ein weiteres mitochondrisches Enzym namens UCP3, das die Fettverbrennung unterstützt. Dieses Enzym ist sehr wichtig, da Studien zeigen, wie UCP3 einerseits durch moderate körperliche Aktivität, die Sie nicht außer Atem bringt (aerober Stoffwechsel), aktiviert werden kann, und andererseits durch eine Nahrungsergänzung mit Q10. Wie festgestellt wurde, unterstützen bereits 150 Minuten gehen pro Woche die Aktivität von UCP3 bei Patienten mit Typ-2-Diabetes.
Moderate körperliche Aktivität stimuliert die sogenannte metabolische Konditionierung, und besonders diejenigen sollten dies im Kopf behalten, die ihr Gewicht reduzieren möchten, aber kein intensives Training betreiben können. Überraschenderweise können viele Menschen großartige Ergebnisse beim Kampf gegen die Pfunde erzielen, indem sie sich so ernähren, dass ihr Blutzuckerspiegel stabil bleibt, sowie mithilfe von Q10-Präparaten und möglichst viel moderater körperlicher Aktivität (aerober Aktivität) wie Walking, Treppen steigen, Hausarbeit, Rad fahren, Tanzen und Golf spielen. Zudem sollten sie jede Möglichkeit nutzen, sich zu bewegen und ihr mitochondrisches UCP3 zu aktivieren. Ein sinnvolles Ziel ist es, jeden Tag mindestens 10.000 Schritte zu gehen. Denken Sie daran: Auf lange Sicht zählen die Schritte, die Sie insgesamt innerhalb einer Woche gehen. Sie können es sich leichter machen und sich selbst motivieren, indem Sie einen Schrittzähler tragen (Pedometer).

Aerober und anaerober Stoffwechsel – mit und ohne Sauerstoff

Beim aeroben Stoffwechsel nutzen die Zellen Sauerstoff und verbrennen Kohlenhydrate und Fett. Sauerstoff wird benötigt, um Fett zu verbrennen, und je mehr Sie außer Atem kommen, desto stärker versucht der Körper, Kohlenhydrate zu verbrennen.
Der Stoffwechsel ist anaerob, wenn die Belastung entweder zu anstrengend oder zu schnell ist, sodass das Blut die arbeitenden Muskeln nicht mehr mit genügend Sauerstoff versorgen kann. Es werden nur Kohlenhydrate verbrannt und Milchsäure entsteht. Aufgrund des Sauerstoffmangels sind Sie typischerweise auch außer Atem.

Metabolische Konditionierung und Fettverbrennung – ohne Erschöpfung

Metabolische Konditionierung wird durch moderate körperliche Aktivität stimuliert, bei der Sie nicht völlig außer Atem kommen. Q10 unterstützt diese Wirkung. Die mitochondrische Produktion des UCP3-Enzyms nimmt zu, was zur Fettverbrennung im Muskelgewebe beiträgt. Die Aktivität sollte idealerweise nicht länger als 45 Minuten andauern. Es ist außerdem empfehlenswert, mehrmals täglich aufzustehen und für kurze Zeit leichte körperliche Aktivitäten durchzuführen.

Bessere Leistung bei Sportlern – ohne Doping

Sportler sind ständig auf der Suche nach neuen und legalen Wegen, ihre Leistung zu steigern. Q10-Präparate können hier nachweislich neue Möglichkeiten eröffnen.
Eine deutsche Studie hat beispielsweise gezeigt, dass die Höchstleistung deutscher Leistungssportler durch eine sechswöchige Einnahme von Q10 erheblich gesteigert werden konnte. Die Studie wurde von Forschern des Olympiastützpunktes Rhein in Essen durchgeführt. 100 männliche und weibliche Sportler, die alle für die Olympischen Spiele 2012 in London trainierten, erhielten entweder 300 mg Q10 oder entsprechende Placebos. Die Teilnehmer beider Gruppen wurden gebeten, mit einem Fahrrad-Ergometer an ihre jeweiligen Grenzen zu gehen, vor Beginn der Studie sowie drei und sechs Wochen danach. Ihre Leistung wurde in Watt per Kilo Körpergewicht gemessen.
Während die Teilnehmer der Placebogruppe ihre Leistung im Durchschnitt um 8,5 % steigerten, verbesserten die Teilnehmer der Q10-Gruppe ihre Leistung durchschnittlich um 11 %. Beim Vergleich der beiden Gruppen

stellten die Forscher fest, dass die Leistung der Q10-Gruppe um 29 % besser war als die der Placebogruppe. Oft entscheiden nur minimale Unterschiede darüber, wer gewinnt. Q10-Präparate könnten also theoretisch von enormer Bedeutung für Wettkampfsportler sein.
Finnische Forscher haben eine ähnliche Studie mit einer Gruppe erfolgreicher Skilangläufer durchgeführt, bei der sie herausgefunden haben, dass diejenigen, die täglich 90 mg Q10 erhielten, in vielerlei Hinsicht eine bessere Leistung erzielten: Sie konnten mehr Sauerstoff aufnehmen und eine bessere Leistung erbringen, da ihre Laktatschwelle (anaerobe Schwelle) sich verändert hatte (verbessert). 94 % der Skiläufer, die Q10 erhielten, berichteten, ihre Leistung habe sich verbessert. Gleichzeitig habe sich ihre Regenerationszeit verkürzt. Die geschilderten Verbesserungen waren allerdings rein subjektive Bewertungen.
Die beiden oben genannten Studien zeigten, dass Q10-Präparate die aerobe Atmung verbessern (mit Sauerstoff) und folglich die Laktatschwelle anheben können, die den Punkt markiert, an dem die Verbrennung anaerob wird (ohne Sauerstoff).
Q10 kann außerdem die Nebenwirkungen cholesterinsenkender Medikamente verringern (Statine), wie beispielsweise Muskelschmerzen und Muskelschwäche, die in Kapitel 6 detailliert beschrieben werden.

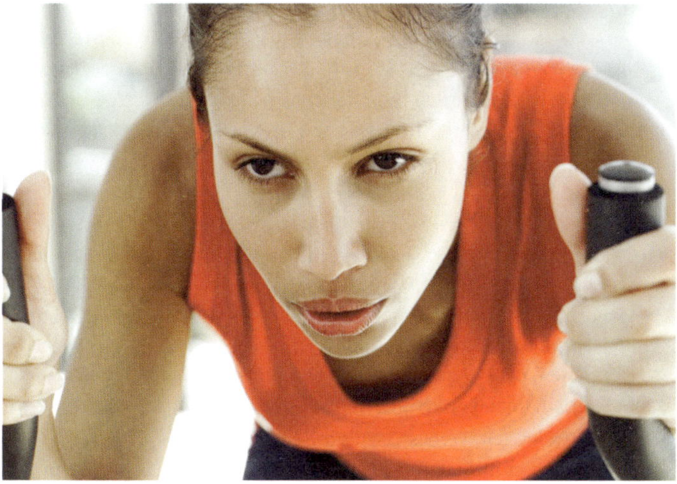

Kann Q10 dazu beitragen, den altersbedingten Abbau der Muskelmasse zu verringern?

Es gibt viele Hinweise, die darauf hindeuten.
Wenn wir älter werden, bauen wir automatisch Muskelmasse ab. Der Abbau beginnt ab der zweiten Hälfte des vierten Lebensjahrzehnts und beschleunigt sich im Alter zwischen 70 und 75 Jahren. Die Muskelmasse verringert sich, wenn der Proteinabbau den Proteinaufbau übersteigt. Forscher der Columbia University haben sogar entdeckt, dass die Proteinketten in unseren Muskeln Kalzium verlieren. Dies löst eine Reihe von Prozessen aus, die die Muskelkontraktion beeinträchtigen.
Wie bereits erwähnt, sind die Mitochondrien an den Kalziumsignalen der Zellen beteiligt. Daher ist es möglich, dass die Mitochondrien auch hierbei eine Rolle spielen, vorausgesetzt, die Funktion der Mitochondrien ist geschädigt.
So oder so nimmt die oxidative Schädigung der mitochondrialen DNA (in Muskelzellen) mit dem Alter zu. Die Schädigung der mitochondrialen DNA (die DNA ist wichtig für die Proteinstrukturen, aus denen die Muskeln bestehen) verhindert die zukünftige Proteinbiosynthese. Anders formuliert, wird die Schädigung der mitochondrialen DNA mit einem Verlust der Muskelfasern und Atrophie (Muskelschwund) in Verbindung gebracht.
Eine Studie mit 14 Männern im Alter von 57 Jahren und älter zeigte, dass die Muskelfasern der Männer, die Q10 erhalten hatten, eine andere Zusammensetzung aufwiesen. Das Verhältnis der verschiedenen Arten von Muskelfasern veränderte sich in Richtung des Verhältnisses, das jüngere Menschen in ihrem Muskelgewebe aufweisen. Ihre Muskelmasse war also „jünger". Grund dafür ist wahrscheinlich, dass Q10 der oxidativen Schädigung der mitochondrialen DNA in den Muskelzellen entgegenwirkt. Dieser Effekt wird natürlich bei Menschen verstärkt, die körperlich aktiv sind und dabei auch ihre Muskelmasse einsetzen.

Fazit

Muskelzellen enthalten sehr viele Mitochondrien, die bei körperlicher Aktivität besonders große Mengen Q10 verbrauchen. Daher kann ein Q10-Mangel zu einer Verschlechterung der Muskelfunktion und einem Anstieg des oxidativen Stresses führen.
Es ist erwiesen, dass Q10 und bestimmte mitochondrische Enzyme eine aktive Rolle bei der Fettverbrennung spielen. Es könnte sogar möglich sein, die Produktion dieser besonderen Enzyme durch regelmäßige moderate körperliche Aktivität (anaerob) über einen längeren Zeitraum zu

erhöhen. Dies ist vor allem für Übergewichtige von besonderer Bedeutung sowie für diejenigen, die aus verschiedenen Gründen kein intensives körperliches Training betreiben können.
Q10-Präparate können sogar die Leistung von Leistungssportlern verbessern. Für den Wettkampfsport kann dies besonders wichtig sein, da hier bereits kleinste Unterschiede über Sieg oder Niederlage entscheiden können.
Wenn wir älter werden, nimmt die Schädigung der mitochondrialen DNA in den Muskelzellen zu, was zum altersbedingten Abbau der Muskelmasse beiträgt. Die Einnahme von Q10 als Nahrungsergänzung kann die oxidative Schädigung und den Abbau der Muskelmasse verringern, vor allem, wenn Q10 mit Sport oder anderen Aktivitäten kombiniert wird, die die Muskeln stimulieren.

Kapitel 4

Parodontitis und Tinnitus

Patienten mit Parodontitis weisen verringerte Q10-Werte in ihrem Zahnfleischgewebe auf. Dies wurde 1971 erwiesen. Seitdem wurde in zahlreichen Studien festgestellt, dass Q10-Präparate einen positiven Einfluss auf diese gefürchtete Erkrankung haben könnten, die nicht nur zum Verlust der Zähne führt, sondern auch das Risiko von Herz-Kreislauf-Erkrankungen erhöhen kann.

Parodontitis beginnt mit einer Entzündung des Zahnfleisches (Gingivitis). Dieses weit verbreitete Leiden entsteht durch Plaque und Zahnstein am Zahnfleischrand, die ideale Voraussetzungen für schädliche Bakterien schaffen, die ihrerseits Toxine und gewebeschädigende Enzyme produzieren. Wenn das Immunsystem aktiv wird, kann sich eine chronische Entzündung der Zahnfleischtaschen entwickeln.

Die Entzündung kann gestoppt werden, indem Plaque und Rückstände beseitigt werden. Wenn jedoch nichts unternommen wird und die Entzündung andauert, kann Parodontitis entstehen. Die Zahnfleischtaschen werden tiefer und das Risiko des Zahnverlusts nimmt zu, gleichzeitig kann die Entzündung auch eine massive Freisetzung freier Radikale hervorrufen.

Neuere Forschungsarbeiten zeigen, dass zwischen Zahnfleischentzündungen und Herz-Kreislauf-Erkrankungen ein Zusammenhang besteht. Wie festgestellt wurde, ist die Wahrscheinlichkeit acht Mal höher, dass Menschen, die an Parodontitis leiden, eine Entzündung des Herzens entwickeln.

Wenn wir Essen kauen oder unsere Zähne putzen, werden schädliche Bakterien aus dem Zahnfleisch freigesetzt. Diese Bakterien können durch kleine Risse in unserer Schleimhaut in unseren Blutkreislauf eindringen, von wo aus sie weitergeleitet werden. Normalerweise wird ein gut funktionierendes Immunsystem mit diesen Bakterien leicht fertig, aber eine Verletzung der Herzmembran oder einer Herzklappe kann es den Bakterien ermöglichen, sich einzunisten und eine potenziell lebensbedrohliche Herzkrankheit hervorzurufen, die umgehend mit Antibiotika behandelt werden muss.

Niels-Erik Fiehn, Dozent an der Universität Kopenhagen, hat den Zusammenhang zwischen Entzündungen des Herzens und der Mikroflora im Mund untersucht. Auch immer mehr Zahnärzte haben beobachtet, dass viele chronische Krankheiten Infektionen sind, die aus der Mundhöhle stammen können.

Auch wenn Parodontitis nicht schmerzhaft ist, sollten Sie unbedingt regelmäßig zur Vorbeuge zum Zahnarzt gehen. Der Zahnarzt kann die Tiefe der Zahnfleischtaschen untersuchen und diese sogar reinigen. Auch die Einnahme von Q10 als Nahrungsergänzung sollte in Betracht gezogen werden.
Studien aus Amerika, Japan und Schweden haben gezeigt, dass Q10 die Entstehung von Parodontitis verzögern und vielleicht sogar vollständig verhindern kann. In einer Studie mit 120 Parodontitis-Patienten konnte mithilfe von Gewebeproben festgestellt werden, dass das erkrankte Gewebe einen Q10-Mangel aufwies. Die Patienten wurden in zwei Gruppen eingeteilt, eine davon erhielt Q10, die andere Placebos. Weder den Patienten noch den Forschern war die jeweilige Zuordnung bekannt. Diese blieb bis zum Ende der Studie geheim. Die Wissenschaftler bewerteten die Ergebnisse, indem sie die Tiefe der Zahnfleischtaschen mit einer Sonde maßen. Je tiefer die Taschen waren, desto schwerer war die Parodontitis. Den Wissenschaftlern fiel es leicht, herauszufinden, welche Patienten Q10 eingenommen hatten, da sie einen bemerkenswerten Unterschied bei der Taschentiefe zwischen den beiden Gruppen feststellten.
Eine neuere, kleinere Studie aus Schweden, die von den Zahnärzten Magnus Nylander und Marina Nordlund durchgeführt wurde, zeigte auch, dass die Einnahme von Q10 das Zahnfleisch stärken und Zahnfleischbluten reduzieren kann, was ansonsten zur Lockerung der Zähne und zu Zahnverlust führen kann. Die sechs Teilnehmer dieser Studie erhielten über sechs bis 20 Wochen hinweg täglich Q10 Bio-Qinon Gold® als Nahrungsergänzung. Bei drei von ihnen wurde eine verringerte Taschentiefe festgestellt.
Es gibt viele Mechanismen, von denen vermutet wird, dass sie in Bezug auf Q10 und Parodontitis relevant sind. Wie bereits erwähnt, ist Q10 für unser Immunsystem sehr wichtig. Zudem schützt es möglicherweise auch vor freien Radikalen, die zusammen mit den entzündlichen Prozessen der Erkrankung das Gewebe schädigen.

Ein Teil der Parodontitis-Vorsorge ist eine gute Zahnhygiene nach jeder Mahlzeit. Idealerweise sollten Sie eine elektrische Zahnbürste verwenden und auch die Zahnzwischenräume mit einer speziellen kleinen Bürste (erhältlich beim Zahnarzt oder in der Apotheke) oder mit Zahnseide reinigen.

Tinnitus

Eine Studie, die in Berlin durchgeführt wurde, ergab, dass Q10-Präparate besonders für Männer mit Tinnitus sehr nützlich sind. Die Studie wurde mit 20 Männern durchgeführt, die 12 Wochen lang täglich 300 mg Q10 erhielten. Die Behandlung reduzierte die Tinnitusanfälle dieser Patienten und verbesserte die Qualität ihres Schlafes. Die Forscher betonten, das Q10 wichtig für den Energieumsatz im Innenohr ist, wo Haarzellen vibrieren, um Nervensignale an das Gehirn zu übertragen. Zudem sollten auch Stress, Kieferverspannungen, die Anwendung von Schmerzmitteln (Acetylsalicylsäure) und andere Ursachen für Tinnitus untersucht werden.

Fazit

Parodontitis entsteht durch ein Zusammenspiel der Bakterien im Mundraum, der Ernährung sowie der Leistungsfähigkeit des Immunsystems. Es besteht sogar ein Zusammenhang zwischen Parodontitis und Herz-Kreislauf-Erkrankungen.

Parodontitis wird mit niedrigen Q10-Werten im Zahnfleischgewebe in Verbindung gebracht. Q10-Präparate können dazu beitragen, dieser gefürchteten Krankheit und ihren Folgen vorzubeugen und sie sogar zu verhindern.

Q10 verfügt anscheinend über mehrere Wirkmechanismen. Es stärkt die Immunabwehr, reduziert Entzündungen und verringert den schädlichen Einfluss der freien Radikale. Eine gute Mundhygiene und regelmäßige Besuche beim Zahnarzt werden ebenfalls zur Vorbeugung von Parodontitis empfohlen.

Laut Forschung können Männer mit Tinnitus von einer Q10-Einnahme profitieren. Allerdings können auch andere Faktoren wie Kieferverspannungen, die Anwendung von Schmerzmitteln etc. diese Erkrankung beeinflussen.

Kapitel 5

Q10 stärkt Herz und Herz-Kreislauf-System und senkt Ihren Blutdruck

Viele Studien haben bereits gezeigt, dass Q10 sowohl bei der Prävention als auch bei der Behandlung von Herzinsuffizienz eine Rolle spielt.
Das Herz arbeitet von allen unseren Muskeln am schwersten. Es schlägt etwa 100.000 Mal am Tag und pumpt dabei etwa 6.000 Liter Blut durch unser Herz-Kreislauf-System. Das Herz benötigt eine enorme Energiemenge. Selbst in Ruhe verbraucht es 25 % des gesamten Energieumsatzes unseres Körpers.
Es liegt nahe, dass das Herz auch besonders hohe Q10-Werte aufweist. Und in der Tat: Als Wissenschaftler zum ersten Mal Q10 isolierten, nutzten sie hierfür das Gewebe eines Rinderherzen.
Sowohl die Q10-Produktion als auch der Q10-Gehalt im Herzgewebe nimmt mit zunehmendem Alter ab. Darüber hinaus enthält das Herzmuskelgewebe von gesunden Menschen mehr Q10 als das Gewebe von Herzpatienten, deren gesundheitliche Verfassung schlecht ist. Es gibt Hinweise darauf, dass Q10-Präparate sowohl die Kontraktionskraft des Herzmuskels erhöhen als auch Atherosklerose vorbeugen.
Herz-Kreislauf-Erkrankungen sind die häufigste Todesursache in den westlichen Ländern, und es ist besonders wichtig, die Gesundheit von Herz und Herz-Kreislauf-System durch einen gesunden Lebensstil zu erhalten. Auch die Einnahme von Q10 als Nahrungsergänzung sollte in Betracht gezogen werden, ganz besonders von älteren Menschen. Schließlich ist es leichter vorzubeugen als zu heilen.
Etwa 6-10 % der Menschen in den westlichen Ländern, die 65 Jahre und älter sind, sterben an irgendeiner Art Herzinsuffizienz.

50 % niedrigere Sterblichkeit und stärkere Herzmuskel

Eine revolutionäre schwedische Studie hat erwiesen, dass die Nahrungsergänzung mit Q10 und Selen die kardiovaskuläre Sterblichkeit älterer Menschen verringern kann. Die Studie wurde mit älteren Bewohnern des kleinen Ortes Kisa in der Nähe von Linköping in Schweden durchgeführt. Der Name der Studie lautet KiSel-10, eine Kombination aus der Abkürzung des Ortsnamens und Selen und Q10.

Prof. Dr. med. Urban Alehagen, Leiter der Studie und Kardiologe an der Universität Linköping, war von den Ergebnissen der Studie begeistert und überrascht zugleich.

In der Studie wurden zum ersten Mal Q10 und Selen in Kombination getestet. Grund für die kombinierte Einnahme von Q10 und Selen ist die Tatsache, dass beide Nährstoffe im Körper synergistisch zusammenwirken. Der Körper benötigt Selen, um Q10 zu produzieren und damit das Q10 seine Wirkung optimal entfalten kann.

Da die Q10-Produktion im Körper mit zunehmendem Alter abnimmt und die bewirtschafteten Böden in Skandinavien nur wenig Selen enthalten, ein Nährstoff, der ebenfalls für die Gesundheit des Herz-Kreislauf-Systems wichtig ist, liegt die Kombination dieser beiden Stoffe auf der Hand.

443 Männer und Frauen im Alter zwischen 70 und 88 Jahren wurden in zwei Gruppen eingeteilt. Eine Gruppe erhielt täglich Präparate mit 200 mg Q10 (Q10 Bio-Qinon Gold®) und 200 mcg Selen (SelenoPrecise), die andere Gruppe erhielt entsprechende Placebos (Pillen ohne Inhaltsstoffe). Die Studie lief über fünf Jahre und zeigte, dass das Risiko der Teilnehmer, die Q10 und Selen in Kombination eingenommen hatten, an einer Herz-Kreislauf-Erkrankung zu sterben, um 54 % niedriger war.

Außerdem hatte die Herz-Muskelkraft der Teilnehmer zugenommen, die Q10 und Selen erhalten hatten. Ultraschalluntersuchungen bewiesen eindeutig, dass der Herzmuskel der behandelten Teilnehmer leichter kontrahierte als der Herzmuskel der Teilnehmer aus der Placebogruppe. Auch Blutproben zeigten eine Zunahme der Kraft des Herzens. Die Teilnehmer, die die Präparate erhalten hatten, wiesen eine geringere Konzentration des Biomarkers NT-proBNP auf. NT-proBNP ist ein Hormon, das „kardialen Stress markiert" und vom Herzen produziert wird, wenn es unter Druck arbeitet. Bei Untersuchungen zur Herzinsuffizienz ist es üblich, diesen Hormonwert zu kontrollieren.

Die Studie hat allgemein gezeigt, dass die Funktion des Herzmuskels der [illegible]nehmer, die Q10 und Selen eingenommen hatten, erheblich besser [illegible]s sich positiv auf die Qualität und Dauer ihres Lebens auswirkte.

Die Studie wurde 2012 im „International Journal of Cardiology" veröffentlicht. Mehr dazu können Sie in dem Buch „Ein gesundes Herz im Alter" von Dr. med. Niels Hertz lesen.

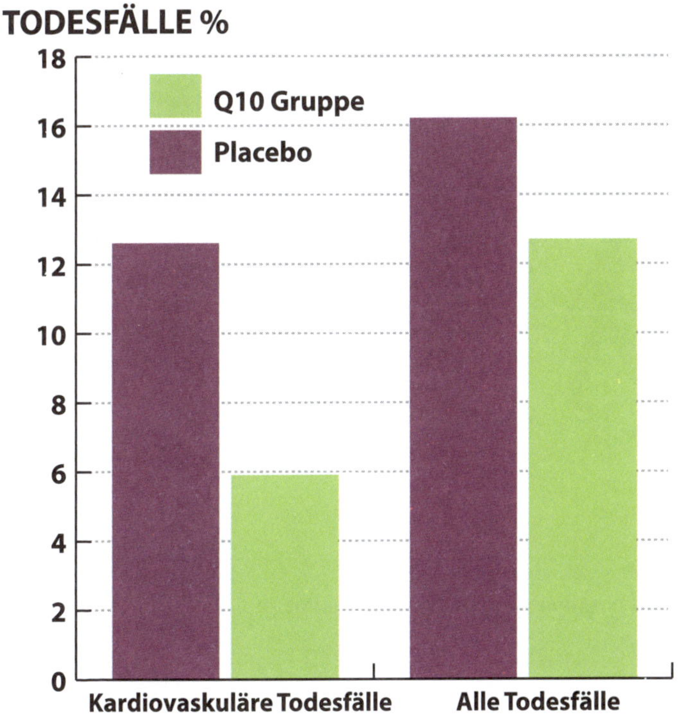

Die Grafik zeigt die Sterblichkeitsrate der beiden Gruppen, die an der erstaunlichen KiSel-10-Studie teilgenommen haben, bei der die eine Gruppe ein Präparat mit Q10 und Selen erhielt, die andere entsprechende Placebos.

Wie schwach ist das Herz?

Die New York Heart Association (NYHA) hat ein Schema entwickelt, das Herzinsuffizienz-Patienten in vier Stadien einteilt, NYHA I-IV (1-4). Diese Klassifikation wird weltweit als Referenz verwendet.
Nur Patienten in Stadium I, Stadium II und Stadium III nahmen an der schwedischen KiSel-10-Studie teil.

Wann treten Symptome auf (Atemnot, Brustschmerzen, Herzstolpern)

NYHA I	Nur bei intensivem Sport und schwerer körperlicher Arbeit
NYHA II	Bei normaler körperlicher Aktivität
NYHA III	Bei weniger als normaler körperlicher Aktivität
NYHA IV	In Ruhe

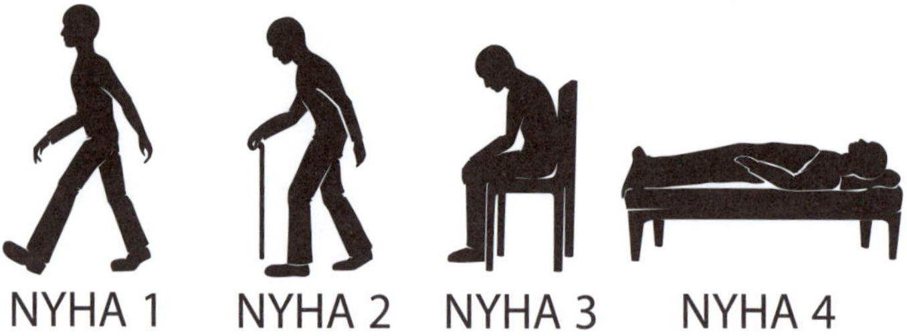

Je weniger Q10, desto schwächer das Herz

Gewebeproben aus dem Herzen von Patienten zeigten, dass diejenigen mit dem schwächsten Herzen auch den niedrigsten Q10-Gehalt aufwiesen. Darüber hinaus gab es Anzeichen mitochondrialer Defekte.

Neue und alte Forschungsarbeiten geben Herzinsuffizienz-Patienten Hoffnung

Seit 1983 setzt Prof. Dr. med. Svend Åge Mortensen, Chefarzt des Herzzentrums des Universitätsklinikums Kopenhagen, Q10-Präparate als Teil der Herzinsuffizienz-Behandlung ein. Er hat festgestellt, dass viele Herzpatienten eine deutliche Verbesserung erfahren, wenn sie Q10 einnehmen. Prof. Dr. med. Mortensen ist zudem Leiter einer groß angelegten Langzeitstudie, der Q-Symbio-Studie, die mit Herzinsuffizienz-Patienten (NYHA-Stadien III-IV) aus Asien, Australien und Europa durchgeführt wurde. 422 Herzinsuffizienz-Patienten nahmen an dieser doppelblinden placebokontrollierten Studie teil. Die wegweisende Studie lief über fünf Jahre und zeigte Folgendes:

- Bei Herzpatienten, die täglich 300 mg Q10 Bio-Qinon Gold® erhielten (in Kapselform), wurden 42 % weniger Todesfälle festgestellt als bei denen, die entsprechende Placebokapseln einnahmen. Das Q10-Präparat wurde als Teil der konventionellen Herzinsuffizienz-Behandlung verabreicht.
- Es wurden erheblich weniger Krankenhausaufenthalte bei den Patienten beobachtet, die Q10 einnahmen. Diese Beobachtung stützt frühere Forschungsarbeiten, bei denen festgestellt wurde, dass eine Therapie mit Q10 die Belastungstoleranz erhöht, die Erschöpfung reduziert und die Lebensqualität von Herzinsuffizienz-Patienten offensichtlich insgesamt erhöht.

Diese Ergebnisse wurden 2013 auf einem internationalen Kardiologenkongress in Lissabon präsentiert.
In vielen anderen Ländern wie Ungarn, Italien, Japan und Kanada verschreiben Ärzte ihren Herzpatienten regelmäßig Q10, womit sie gute Ergebnisse erzielen.

Kardiomyopathie: die diffizile Herzkrankheit und ethische Forschung

Kardiomyopathie ist eine Herzerkrankung, die den Herzmuskel selbst betrifft (den Myokard). Atherosklerose, Koronarverschluss, Hypertonie und Erkrankungen der Herzklappen gehören nicht zu dieser Art Herzkrankheit.
Gewebeproben von Kardiomyopathie-Patienten lassen auf defekte Mitochondrien schließen, die folglich nicht genug Energie produzieren können. Der Q10-Gehalt im Herzmuskel ist bei dieser Erkrankung erheblich niedriger als normal, bei schweren Fällen liegt der Gehalt etwa bei der Hälfte eines normal gesunden Herzens.

In einer dänischen Studie, bei der Kardiomyopathie-Patienten Q10 einnahmen, verbesserte sich der Zustand von 69 % der Patienten. Sobald sie aber die Einnahme unterbrachen, verschlechterte sich ihre Verfassung vergleichsweise schnell, bis sie wieder anfingen, Q10 zu nehmen.
Bei anderen Studien konnte eine erhöhte Überlebensrate bei Kardiomyopathie-Patienten gezeigt werden. 50 % der Patienten, die Q10 einnahmen, waren fünf Jahre später noch am Leben, während es bei den Patienten ohne Behandlung nur 1 % war.
Die Ergebnisse der Behandlung mit Q10 sind mittlerweile so gut dokumentiert, dass es als unethisch angesehen wird, Patienten, die an einer schweren Form von Kardiomyopathie leiden, im Rahmen einer wissenschaftlichen Studie inaktive Placebos zu verabreichen.

Zeichen eines schwachen Herzens:

- Atemnot, Erschöpfung
- Herzstolpern
- Brustschmerzen (Angina pectoris)
- Schwindel
- Wassereinlagerungen (vor allem in Knöcheln und Beinen)
- Hypertonie (wird oft nicht bemerkt und sollte daher kontrolliert werden)

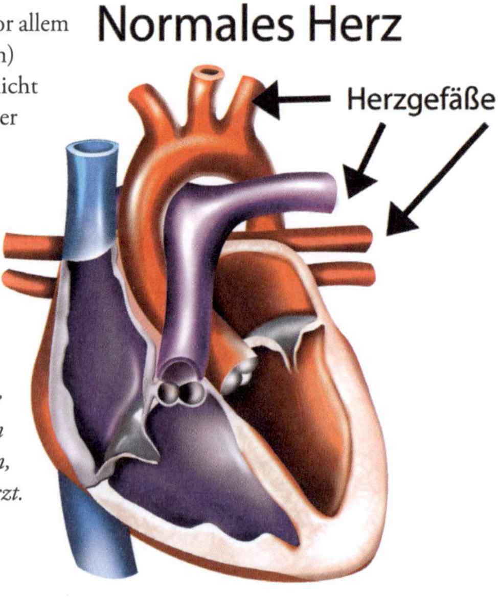

Wenn Sie vermuten, dass Sie ein schwaches Herz haben oder an Hypertonie leiden, wenden Sie sich an Ihren Arzt.

Q10 schützt vor Atherosklerose und ischämischer Herzkrankheit

Da Q10 ein leistungsfähiges Antioxidans ist, kann es der schädlichen Wirkung von freien Radikalen und oxidativem Stress entgegenwirken. Besonders gefährlich wird es, wenn freie Radikale das LDL-Cholesterin angreifen und es dazu bringen, sich in den Gefäßwänden anzureichern, was schließlich zu Atherosklerose führt. Sie können diesen Prozess mit einem Abflussrohr vergleichen, das verstopft.

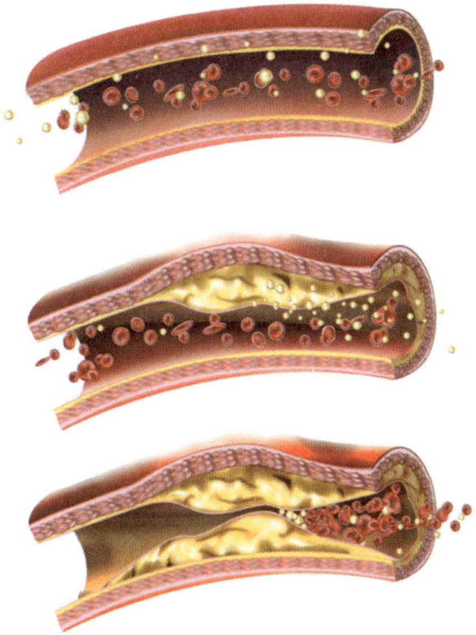

Koronarverschluss beschränkt die Sauerstoffversorgung des Herzens (ischämische Herzkrankheit), eine Nahrungsergänzung mit Q10 könnte laut Forschung jedoch die Symptome lindern.

Die häufigste Herzkrankheit und häufigste Todesursache in der westlichen Welt ist Koronarverschluss, auch bekannt als ischämische Herzkrankheit (ischämisch bedeutet Sauerstoffmangel). Die Symptome umfassen Brustschmerzen bei körperlicher Anstrengung (Angina pectoris), arterielle Thrombose, Herzinsuffizienz und den plötzlichen Tod. Mehrere Studien belegen, dass sich Q10 positiv auf die ischämische Herzkrankheit auswirkt.

So zeigt zum Beispiel die amerikanische Forschung, dass sich Patienten, die an Angina pectoris litten und Q10 erhielten, 50 % länger sportlich betätigen konnten, bevor sie Brustschmerzen bekamen. Japanische Studien haben zudem erwiesen, dass Q10 die Zahl der Angina-pectoris-Anfälle reduziert.

Die ischämische Herzkrankheit beschränkt die Sauerstoffversorgung des Herzens. Studienergebnisse lassen darauf schließen, dass Q10 den Mitochondrien in den Herzmuskelzellen dabei hilft, die begrenzte Sauerstoffmenge optimal zu nutzen, wodurch die Symptome verringert werden.

Der klinische Einsatz von Q10 kann die konventionelle Behandlung von Herzkrankheiten nicht ersetzen, aber Q10 scheint die Lebensqualität und die Überlebensrate von Patienten zu erhöhen, die bereits in Behandlung sind.

Q10-Präparate und das Herz

Viele internationale Studien belegen, dass sich eine Nahrungsergänzung mit Q10 positiv auf das Herz auswirkt. Forscher verwenden typischerweise tägliche Dosen von 200-400 mg. In Ungarn ist Q10 bereits als Arzneimittel für die Herzinsuffizienz-Behandlung zugelassen. Ziel ist es, basierend auf der umfangreichen Dokumentation dieser Anwendung, eine Zulassung für alle europäischen Länder zu erhalten.

Verringert die Schäden am Herzmuskel nach Operationen

Operationen am Herzen erzeugen viele freie Radikale (oxidativen Stress), die das Herz weiter schädigen können. Der australische Herzchirurg Professor Frank Rosenfeldt hat bewiesen, dass Q10 möglicherweise auch eine Schutzfunktion hat. In einer Studie mit 922 Herzpatienten wurde festgestellt, dass die Einnahme von Q10:

- die Schädigung des Herzmuskelgewebes verringerte
- die Notwendigkeit von Medikamenten für das Herz (inotrop) nach einer Operation verringerte
- die Dauer des Krankenhausaufenthaltes verkürzte
- die Gesundheitskosten verringerte

Wie Q10 vor Hypertonie schützt – selbst bei Diabetes

Q10 kann auch eingesetzt werden, um Hypertonie zu behandeln. Eine Metaanalyse (eine Analyse mehrerer Studien) hat eine klinische Reduktion des systolischen (oberen) Blutdrucks von 11-17 mmHg und eine Reduktion des diastolischen (unteren) Blutdrucks von 8-10 mmHg gezeigt. Hypertonie tritt doppelt so häufig als Komplikation von Diabetes auf. Die Erkrankung verbreitet sich wie eine Epidemie und ist die Haupttodesursache weltweit. Israelische Wissenschaftler der Medizinischen Universität Shahid Sadough haben gezeigt, dass Q10-Präparate bei der Behandlung von Hypertonie wirksam sind. In ihrer placebokontrollierten Studie mit 70 Typ-2-Diabetes-Patienten stellten sie fest, dass 200 mg Q10 täglich den Blutdruck der Patienten deutlich senkte.

Viele Menschen leiden an Hypertonie, ohne es zu wissen. Daher sollten Sie Ihren Blutdruck regelmäßig kontrollieren lassen, entweder von Ihrem Arzt oder mit einem Blutdruckmessgerät, das Sie zu Hause benutzen können. Chronisch erhöhter Blutdruck kann schwere Folgen haben.

Sie sollten niemals versuchen, Ihre blutdrucksenkenden Medikamente durch Q10 zu ersetzen, ohne mit Ihrem Arzt zu sprechen, am besten mit einem, der sich mit orthomolekularer Medizin auskennt (alternativmedizinischer Ansatz, bei dem die Einnahme von Vitaminen, Mineralien, Fettsäuren und Kräutern im Mittelpunkt steht).

Was ist Hypertonie?

Es gibt zwei Blutdruckwerte. Beim oberen (systolischen) Blutdruck zieht sich das Herz zusammen und pumpt das Blut in unser Herz-Kreislauf-System. Beim unteren (diastolischen) Blutdruck füllt sich das Herz kurz vor der nächsten Kontraktion wieder mit Blut.
Der Blutdruck wird in der Einheit mmHg (Millimeter-Quecksilbersäule) gemessen. Bei einem gesunden Erwachsenen liegt er in Ruhe bei 120/80 und steigt automatisch an bei Stress, Nervosität oder Ärger, wenn sich also der Körper darauf vorbereitet, zu kämpfen oder zu fliehen. Der Blutdruck sollte immer in Ruhe gemessen werden. Wenn der systolische Druck 140 mmHg übersteigt und/oder der diastolische Druck bei über 90 mmHg liegt, ist der Mensch hypertensiv. Um ein genaues Bild zu erhalten, ist es ratsam, den Blutdruck mehrmals nacheinander zu messen.

Denken Sie bei Diabetes oder in einem frühen Krankheitsstadium an den Zusammenhang zwischen Hypertonie und den Cholesterinwerten

Viele Menschen leiden an Typ-2-Diabetes und einer frühen Form der Hypertonie (metabolisches Syndrom), ohne es zu wissen. Das metabolische Syndrom zeichnet sich durch Hypertonie, erhöhte Cholesterinwerte, erhöhte Triglycerid-Werte, Insulinresistenz und zu viel abdominelles Fett (Apfelfigur) aus. Um diese Krankheitssymptome zu behandeln, die sich alarmierend schnell verbreiten, müssen wir unseren Lebensstil ändern.

Fazit

Das Herz ist ein sehr schwer arbeitender Muskel und benötigt daher große Mengen Q10 für seinen Energieumsatz.
Im Alter sinkt der Q10-Gehalt im Herzen. Außerdem weist das Herzmuskelgewebe von Herzinsuffizienz-Patienten weniger Q10 auf als das von gesunden Menschen. Gewebeproben von Kardiomyopathie-Patienten lassen darauf schließen, dass die Mitochondrien nicht richtig funktionieren und daher nicht genug Energie produzieren können.
Mehrere Studien haben die Rolle von Q10 bei Herzinsuffizienz und erhöhtem Blutdruck dokumentiert sowie seine Rolle bei deren Behandlung. Außerdem können Q10-Präparate die Kontraktionskraft des Herzens verbessern und Atherosklerose vorbeugen.
KiSel-10 ist eine neue, wegweisende, placebokontrollierte Studie, bei der Wissenschaftler festgestellt haben, dass das Risiko älterer Menschen, die 200 mg Q10 und 200 mcg Selen erhielten, an einer Herz-Kreislauf-Erkrankung zu sterben um 54 % niedriger war. Außerdem hatte sich die Herzmuskelfunktion der Interventionsgruppe im Vergleich zur Placebogruppe erheblich verbessert.
Auch die groß angelegte internationale Q-Symbio-Studie hat gezeigt, dass Q10 bei Herzpatienten eine positive Wirkung hat. Die Studie stützt frühere Forschungsarbeiten, bei denen festgestellt wurde, dass Q10 die Ausdauer verbessert, die Erschöpfung reduziert und offensichtlich die Lebensqualität und -dauer von Herzpatienten insgesamt erhöht. Darüber hinaus kann Q10 auch die oxidative Schädigung nach einer Operation am Herzen verringern.

Kapitel 6

Q10 kann die Nebenwirkungen cholesterinsenkender Statine verringern

Millionen Europäer nehmen cholesterinsenkende Medikamente, die auch als Statine bekannt sind. Statine gehören zu den meist verkauften Medikamenten weltweit. Gleichzeitig ziehen die Statine wegen ihrer vielen Nebenwirkungen immer mehr Aufmerksamkeit auf sich.

Eine dänische Studie, die im „Journal of the American College of Cardiology" veröffentlicht wurde, belegt, dass 40 % der Patienten, die Statine nehmen, an Muskelschmerzen leiden. Bei aktiven Sportlern leiden sogar 75 % an dieser Nebenwirkung. Anders formuliert, steigt mit erhöhter körperlicher Aktivität das Risiko, dass Muskelschmerzen als Nebenwirkung von Statinen auftreten. Forscher haben bei Statinanwendern zudem eine verminderte Glukosetoleranz sowie eine schlechtere Insulinsensibilität festgestellt. Langfristig kann dies sowohl den Blutzuckerspiegel als auch den Stoffwechsel beeinflussen. Statine hemmen jedoch nicht nur die Cholesterinbiosynthese, sie sind auch deshalb problematisch, weil sie andere enzymatische Prozesse stören, wie beispielsweise die Q10-Biosynthese.

Es muss betont werden, dass Cholesterin ein essenzielles Fett ist, eigentlich ein Lipid, das unter anderem die Erhaltung der Struktur der Zellmembranen, des Nervensystems und des Gehirns unterstützt. Außerdem benötigen wir Cholesterin, um den Großteil unserer Hormone sowie Vitamin D zu produzieren.

Cholesterin wird vornehmlich in der Leber mithilfe eines Enzyms namens HMG-CoA produziert. Dieses Enzym ist auch an der Q10-Biosynthese beteiligt. Da Statine die Produktion von HMG-CoA im Körper blockieren, stören sie auch die Q10-Produktion.

Dies ist eine sehr einfache biochemische Erklärung dafür, dass Statine Nebenwirkungen verursachen wie vor allem Muskelschmerzen, Erschöpfung, Atemnot, Impotenz sowie mangelnde physische und mentale Vitalität. Den Zellen fehlt ganz einfach Energie. In der sogenannten PRIMO-Studie, die mit 7.924 Statinanwendern durchgeführt wurde, nahmen 40

% der Anwender mit Nebenwirkungen Schmerzmittel. Dies kann ganz schnell zu einem Teufelskreis werden, da bestimmte Schmerzmittel mit Nebenwirkungen wie gastrointestinaler Blutung, Magengeschwüren und Tinnitus in Verbindung gebracht werden.

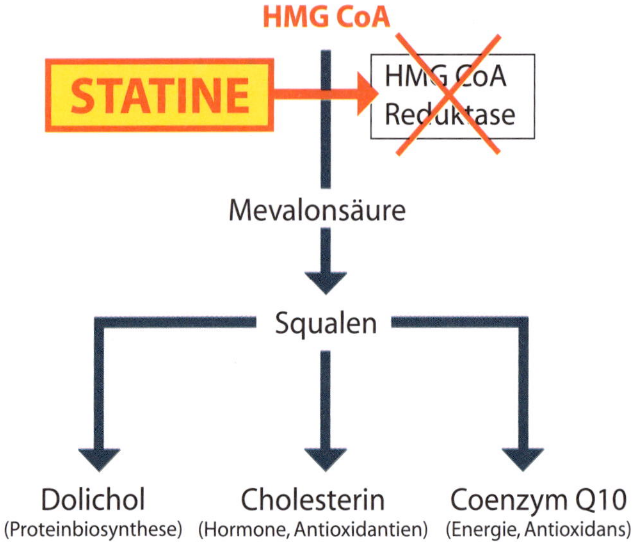

Sowohl Cholesterin als auch Q10 werden mithilfe derselben Substanz produziert, einem Enzym namens HMG-CoA. Da Statine dieses Enzym hemmen, hemmen sie auch die Q10-Produktion. Eine Nahrungsergänzung mit Q10 kann diesen Mangel ausgleichen und die Nebenwirkungen verringern.

Von Statinen verursachte Nebenwirkungen können verringert werden, indem man zusätzlich zu den Statinen Q10-Präparate einnimmt. Dies wirkt der Hemmung der körpereigenen Q10-Produktion entgegen.

Die schützende Wirkung konnte ganz eindeutig in einer Studie aus dem Jahr 2007 festgestellt werden, bei der amerikanische Forscher Statinanwendern mit Muskelschmerzen zusätzlich 100 mg Q10 oder identisch aussehende Placebos verabreichten. Bei den Patienten, die Statine und Q10 einnahmen, wurden 40 % weniger Muskelschmerzen beobachtet.

Sie fühlten sich durch die Nebenwirkungen auch weniger eingeschränkt im Vergleich zu der Kontrollgruppe, die Placebos erhalten hatte.
Da Statine die Q10-Produktion im Körper hemmen, stören sie nicht nur den Energieumsatz in den Zellen, sondern sie stören auch das Q10 bei der Ausübung seiner Rolle als leistungsfähiges Antioxidans, das für das Herz-Kreislauf-System sehr wichtig ist sowie für den Schutz der verletzlichen DNA der Mitochondrien.
Es sind weitere Forschungsbemühungen erforderlich, um die langfristigen Nebenwirkungen von Statinen zu verstehen. Herz, Muskeln, Gehirn, Leber, Nieren, Ei- und Spermazellen sind besonders energieabhängig und reagieren daher wahrscheinlich schneller (als andere Zellen) auf einen beeinträchtigten Energieumsatz. Theoretisch kann jedoch jede Körperzelle von niedrigen Q10-Werten beeinflusst werden.
Laut dem amerikanischen Kardiologen Peter Langsjoen könnte ein durch Statine verursachter Q10-Mangel für die plötzlichen und rasant steigenden Zahlen von Herzinsuffizienz-Fällen in Amerika verantwortlich sein.

In der wissenschaftlichen Fachzeitschrift „Diabetes Care“ (2012) schlussfolgerten Forscher von Phoenix Affair´s Healthcare System, dass Statine aufgrund der verringerten Q10-Werte das Diabetesrisiko gesunder Menschen erhöhen und bei Diabetikern Probleme mit dem Herz-Kreislauf-System verstärken.
Statine können sogar das Sexleben negativ beeinflussen und Impotenz bei Männern hervorrufen. In einer groß angelegten amerikanischen Studie berichteten männliche Statinanwender, dass die Medikamente ihre Orgasmusfähigkeit um volle 50 % verringerten.
Den Forschern zufolge liegt dies darin begründet, dass für Sex und Orgasmen sehr viel Energie benötigt wird, die Statine hingegen den Energieumsatz des Körpers verringern, indem sie die Q10-Biosynthese hemmen.
In jedem Fall sollte, soweit möglich, die eigentliche Ursache der erhöhten Cholesterinwerte behandelt werden, typischerweise handelt es sich dabei um Entzündungen, Übergewicht, das metabolische Syndrom und Typ-2-Diabetes.
Es ist außerdem ratsam, die Statine mit 100 mg Q10 täglich zu kombinieren.

Cholesterin, Q10 und Atherosklerose

Nachdem das Q10 im Darm aufgenommen wurde, verbindet es sich im Lymphsystem mit dem LDL-Cholesterin und dringt anschließend in die Zellen ein.
Wenn das LDL-Cholesterin von freien Radikalen angegriffen wird und daraufhin oxidiert, erhöht sich das Risiko für Atherosklerose und arterielle Thrombose. Glücklicherweise schützen Q10 und andere Antioxidanzien das LDL-Cholesterin vor den schädlichen Angriffen der freien Radikale.

Fazit

Cholesterin ist eine essenzielle Verbindung, die vor allem in der Leber produziert wird. Cholesterinsenkende Statine hemmen bei der Entfaltung ihrer Wirkung das Enzym HMG-CoA. Da dieses Enzym an der Produktion von Cholesterin und Q10 im Körper beteiligt ist, blockieren die Statine natürlicherweise die Biosynthese beider Verbindungen. Dies erklärt die weit verbreiteten Nebenwirkungen von Statinen wie Muskelschmerzen, Erschöpfung, Atemnot, Impotenz und Vitalitätsverlust (physisch wie mental), die alle dadurch ausgelöst werden, dass den Zellen nicht genug Q10 für die Energieproduktion zur Verfügung steht.
Da Statine die Q10-Biosynthese hemmen, stören sie den Energiestoffwechsel der Zellen. Q10 ist aber auch ein leistungsfähiges Antioxidans, das für den Schutz des Herz-Kreislauf-Systems sowie der verletzlichen mitochondrialen DNA besonders wichtig ist. Folglich beeinträchtigen Statine also sogar diese Schutzfunktion.
Es gibt viele Gründe, warum es im Allgemeinen ratsam ist, zusätzlich zu cholesterinsenkenden Statinen ein Q10-Präparat einzunehmen Die normale Dosis für diese Anwendung liegt bei 100 mg täglich.
Zudem sollte auch die eigentliche Ursache der erhöhten Cholesterinwerte behandelt werden, typischerweise handelt es sich dabei um Entzündungen, das metabolische Syndrom und Typ-2-Diabetes, also um Ursachen, bei denen Ernährung, Lebensstil und Übergewicht von enormer Bedeutung sind.

Kapitel 7

Das Immunsystem und Entzündungen

Zu den Aufgaben des Immunsystems zählt unter anderem die Abwehr von Entzündungen, die Erkennung von Krankheitserregern, die Stärkung der Immunität, die Entfernung von Giften aus dem Blutkreislauf, die Zerstörung abnormer Zellen und die Wundheilung.

Die Immunabwehr besteht aus verschiedenen Proteinen und Milliarden weißer Blutkörperchen mit unterschiedlichen Funktionen. Die meisten weißen Blutkörperchen greifen Mikroben direkt an: Sie produzieren freie Radikale, die sie wie tödliche Waffen einsetzen. Andere weiße Blutkörperchen produzieren Antikörper und sind auf bestimmte Aufgaben spezialisiert.

Bei einer Infektion werden die unterschiedlichen Komponenten, aus denen sich die Immunabwehr zusammensetzt, schnell und unmittelbar zur Gegenwehr eingesetzt. Die weißen Blutkörperchen benötigen für die Erfüllung ihrer Funktion viel Energie und man kann sie mit leistungsfähigen, automatischen Waffen vergleichen. Hierfür werden große Mengen Q10 benötigt.

Es wurde festgestellt, dass niedrige Q10-Werte zu einer verringerten Widerstandskraft führen können. Professor Karl Folkers, der viel zu Q10 geforscht hat, konnte nachweisen, wie Q10 die Produktion des Antikörpers IgG (Immunglobulin G) im menschlichen Körper anregt. Dies gilt vor allem für ältere Menschen, die normalerweise niedrige Q10-Werte aufweisen und folglich nur über geringe Abwehrkräfte verfügen.

In Studien mit Tieren hat sich herausgestellt, dass ein Q10-Mangel in der Thymusdrüse, die direkt hinter dem Brustbein liegt, die Fähigkeit des Körpers verringert, Krebszellen zu bekämpfen. Dies ist die Folge einer verminderten Produktion der sogenannten T-Zellen.

Darüber hinaus ist es wichtig, dass das Immunsystem in der Lage ist, Infektionen abzuwehren und die Abwehrfunktion wieder einzustellen, sobald es seine Mission erfüllt hat. Funktioniert das nicht, verbraucht es zu viel Energie. Schießt das Immunsystem sozusagen über das Ziel hinaus und produziert zu viele freie Radikale, kann dies zu chronischen Entzündungen führen. Q10 kommt in diesem Zusammenhang als Antioxidans eine wichtige Rolle zu. Q10 verringert sogar nachweislich die Konzentration des Entzündungsmarkers IL-6 (Interleukin-6) im Blut.

Außerdem können Selen, Zink, Fischöl (Omega-3) und Vitamin D zur Abwehr von Entzündungen beitragen.

Fazit

Die Immunabwehr benötigt große Mengen Q10, insbesondere bei akuten Infektionen, bei denen die Wirkung der weißen Blutkörperchen mit präzisen automatischen Waffen verglichen werden kann. Da die körpereigene Produktion von Q10 mit zunehmendem Alter abnimmt, wirkt sich dies negativ auf unser Immunsystem aus und kann der Grund dafür sein, dass viele ältere Menschen anfälliger für Infektionen sind.
Um uns vor Infektionen zu schützen, ist es daher wichtig, dass unsere Immunabwehr schnell und genau arbeitet. Ist dies nicht der Fall, laufen wir Gefahr, uns immer wieder Infektionen einzufangen, oder es kann sich eine chronische Entzündung entwickeln, bei der das Immunsystem überreagiert und sich selbst angreift (Autoimmunität). Die Immunabwehr produziert außerdem freie Radikale. Aus diesem Grund benötigen wir Q10 und andere Nährstoffe, um eine Überreaktion des Immunsystems zu vermeiden und unsere Zellen vor freien Radikalen zu schützen.

Kapitel 8

Fruchtbarkeit und gesunde Spermien

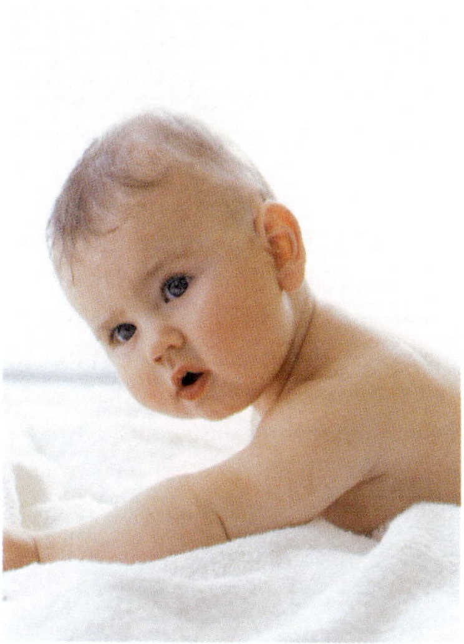

Etwa jedes siebte Paar kann keine Kinder zeugen. Viele Frauen empfinden dies als Wettlauf gegen die Zeit und ihre biologische Uhr. Unfruchtbarkeit kann viele Gründe haben – immer häufiger ist einer davon die schlechte Qualität der Samenzellen.

Spermien gehören zu den energieintensivsten Zellen. Sie verbrauchen viel Energie, um die relativ große Entfernung durch die Vagina und die Gebärmutter bis in die Eileiter zurückzulegen, wo die eigentliche Zeugung stattfindet. Es ist ein Rennen von entscheidender Bedeutung und letztlich legen nur einige wenige Spermien die 15-25 cm lange Strecke bis zur Eizelle zurück. Je mehr gesunde Spermien ein Mann produzieren kann und je schneller diese schwimmen, desto größer die Chance, dass eines davon sein Ziel erreicht und die Eizelle befruchtet.

Aus anatomischer Sicht besteht ein Spermium aus einem Kopf, einem Mittelstück und einem langen Schwanz. Im Kopf befindet sich der Nukleus, der die genetische Information (DNA) enthält. Im Mittelstück sind die Mitochondrien, die die Energie für die Bewegungen des Schwanzstückes liefern. Auch Q10 ist Teil dieses Prozesses.

Ein Q10-Mangel macht die Spermien träge, sodass diese mitunter Schwierigkeiten haben, ihr Ziel zu erreichen. Darüber hinaus schützt Q10 die Mitochondrien vor oxidativen Schäden und verringert damit das Risiko, dass Spermien deformiert und in der Folge untauglich werden.

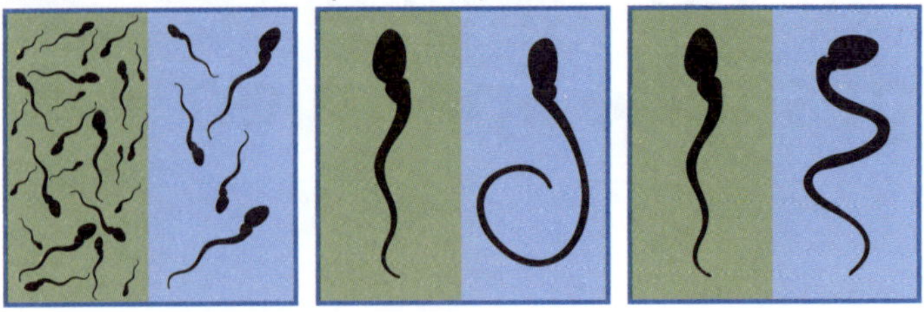

Spermienanzahl Morphologie der Spermien Motilität der Spermien

Ein italienisches Forscherteam konnte unter der Leitung des Experten Dr. A Mancini zeigen, dass Sperma mit einer niedrigen Anzahl an Samenzellen entsprechend niedrige Q10-Werte aufweist.
Slowakische Wissenschaftler haben nachgewiesen, dass eine 6-monatige Behandlung mit Q10 die Spermienanzahl erhöht und sogar deren Beweglichkeit (Schwimmfähigkeit) verbessert. Gleichzeitig verringert die Behandlung das Risiko einer Deformierung der Samenzellen.
Beide Studien deuten auf Q10 als offensichtliche Behandlungsmöglichkeit für bestimmte Arten von Unfruchtbarkeit bei Männern hin.
Als positiven Nebeneffekt haben viele Menschen das Gefühl, durch die Einnahme von Q10 mehr Energie zu haben, was in vielerlei Hinsicht nützlich sein kann.
In diesem Zusammenhang könnte eine Kombination von Q10 mit Selen und Zink hilfreich sein, die sich für die Verbesserung der Fruchtbarkeit ebenfalls als wirksam erwiesen haben.

Hinweis: Ein anderer wichtiger Faktor für gesunde Spermien sind kühle Temperaturen und eine gute Luftzirkulation im Bereich der männlichen Genitalien. Durch dicke oder enge Hosen steigt die Temperatur, was folglich gegebenenfalls die Spermienqualität beeinträchtigt.

Fazit

Spermien verbrauchen viel Energie, um die große Entfernung bis zur Eizelle zurückzulegen und diese zu befruchten. Bei einem Q10-Mangel ist es für die Samenzellen schwierig, an ihr Ziel zu gelangen. Q10 schützt darüber hinaus die Mitochondrien in den Samenzellen vor oxidativen Schäden. Schon allein hierdurch verringert sich das Risiko deformierter und/oder defekter Spermien. Mehrere Studien belegen, dass Q10-Präparate als Nahrungsergänzung bei bestimmten Arten männlicher Unfruchtbarkeit helfen können. In diesem Zusammenhang könnte eine Kombination von Q10 mit Selen und Zink nützlich sein, die sich für die Verbesserung der Fruchtbarkeit ebenfalls als wirksam erwiesen haben.

Kapitel 9

Mitochondriale Erkrankungen:

Migräne, Altersschwäche, chronisches Erschöpfungssyndrom, Fibromyalgie, Schizophrenie und andere neurologische Erkrankungen.

Wie bereits erwähnt, haben Mitochondrien neben der Energieversorgung der Zelle noch andere Aufgaben. Sie sind auch mit verschiedenen Proteinen ausgestattet, die es ihnen ermöglichen, in unterschiedlichen Stoffwechselprozessen innerhalb der Zelle spezielle Funktionen zu übernehmen. Sind die Mitochondrien beschädigt, kann dies zu unterschiedlichen Arten von Funktionsstörungen und Erkrankungen der Zelle führen.

Der Alterungsprozess ist eine Folge von defekten Mitochondrien und einem verminderten Energieumsatz in den Zellen.

Mitochondriale Erkrankungen gehen häufig mit neurologischen Störungen wie Parkinson und Schizophrenie einher, spielen jedoch auch bei Migräne, Altersschwäche, chronischem Erschöpfungssyndrom, Fibromyalgie, Diabetes und anderen systemischen Funktionsstörungen eine Rolle.

Bei Mutationen in der mitochondrialen DNA (mtDNA) wird die Erkrankung üblicherweise von der Mutter an die Kinder vererbt, da nur die Mitochondrien des weiblichen Elternteils von Generation zu Generation weitergegeben werden.

Auch können gewisse Umweltfaktoren mitochondriale Erkrankungen auslösen, wenn ein Mensch sowieso für diese Krankheiten anfällig ist. So vermutet man beispielsweise einen Zusammenhang zwischen der Belastung durch Pestizide und Parkinson.

Migräne

Etwa 15 % der Bevölkerung leiden an Migräne, die als eine der Hauptursachen für Produktivitätsverlust am Arbeitsplatz gilt. Es ist medizinisch und ohne hohen Kostenaufwand möglich, Wege für die Linderung dieser schmerzhaften Erkrankung zu finden.

Mehrere Studien weisen darauf hin, dass Q10 wirksam als Behandlung eingesetzt werden kann. In einer offenen Studie, in der den Teilnehmern täglich 150 mg Q10 verabreicht wurden, reduzierte sich bei 61 % der Patienten die Anzahl der Tage mit Migräneanfällen um über 50 %.
In einer doppelblinden, placebokontrollierten Studie, in der die Teilnehmer höhere Dosen von Q10 (3 x 100 mg) erhielten, konnte eine Reduzierung der Anzahl der Anfälle sowie der Anzahl der Tage mit Migräneanfällen beobachtet werden.
Häufig werden auch bei Kindern, die an Migräne leiden, niedrige Q10-Werte festgestellt. Dies wurde bei einer Studie beobachtet, die 2007 in der Fachzeitschrift „Science" veröffentlicht wurde. Sie zeigte, dass durch die Einnahme von Q10 über einen Zeitraum von drei Monaten die Q10-Konzentration im Blutserum erhöht und die Anzahl und Dauer der Migräneanfälle wesentlich gesenkt werden konnte.

Bei Migräne sind jedoch auch andere Faktoren zu berücksichtigen, wie beispielsweise:

- Stress und Anspannung
- Niedriger Blutzuckerspiegel und Dehydrierung
- Nahrungsmittel, die Histamine enthalten oder deren Freisetzung auslösen, wie beispielsweise Käse, Rotwein, Mariniertes und Geräuchertes, Schokolade und Mononatriumglutamat (E 621)
- Verrauchte Räume und schlechte Luftqualität
- Anti-Baby-Pille und hormonelle Veränderungen, z. B. Pubertät und Menopause
- Starkes Sonnenlicht und durch Computer, Fernsehgeräte etc. ausgelöste elektronische Interferenzen

Niedrige Q10-Werte sind möglicherweise eine Ursache von Senilität

Möglicherweise hängt die bei älteren Menschen auftretende Senilität mit einem Q10-Mangel zusammen. Dies wurde in einer Studie des schwedischen Zahnarztes Magnus Nylander beobachtet.
Bei den 129 Studienteilnehmern im Alter von über 90 Jahren wurde die Konzentration von Q10 im Blut gemessen. Wie sich herausstellte, waren die kognitiven Fähigkeiten derjenigen Teilnehmer im Allgemeinen am besten erhalten, die eine höhere Q10-Konzentration im Blut aufwiesen. Möglicherweise ist der Grund hierfür, dass Q10 am Energieumsatz im Gehirn beteiligt ist, jedoch auch, weil Q10 die Gehirnzellen und deren Mitochondrien vor freien Radikalen und oxidativem Stress schützt.

In westlichen Ländern steigt die Zahl der älteren Menschen in der Bevölkerung stetig an. Durch Altersschwäche ist der Mensch immer weniger in der Lage, seinen Alltag selbstständig zu meistern und folglich sind immer mehr ältere Menschen auf die Pflege in Altenheimen angewiesen. Sowohl menschliche als auch finanzielle Gründe sprechen dafür, neue Methoden für die Behandlung oder, noch besser, für die Prävention von Altersschwäche zu finden.
Magnus Nylander hat daher eine größer angelegte Studie zur Erforschung des Potenzials von Q10 bei der Erhaltung eines jungen und aktiven Gehirns angestoßen. Obwohl derzeit noch mehr Forschungsbemühungen nötig sind, ist er überzeugt, dass eine Nahrungsergänzung mit Q10 sehr wirksam ist. Darüber hinaus hat Nylander die Rolle von Q10 bei der Prävention und Behandlung von Parodontitis untersucht (siehe Kapitel 4).

Chronisches Erschöpfungssyndrom

Beim chronischen Erschöpfungssyndrom (Chronic Fatigue Syndrome, CFS) handelt es sich um eine weit verbreitete und in vielen Fällen umstrittene Erkrankung. Sie zeichnet sich durch extreme Erschöpfung aus, die mindestens sechs Monate anhält und den Alltag des Erkrankten beeinträchtigt. Die Diagnose kann erst dann gestellt werden, wenn der Arzt alle anderen Ursachen ausgeschlossen hat.
Das chronische Erschöpfungssyndrom kann verschiedene Auslöser haben. Laut der britischen Ärztin Dr. Sarah Myhill von der Universität Oxford wird die Krankheit möglicherweise von einer mitochondrialen Fehlfunktion hervorgerufen, die verhindert, dass die Zellen ausreichend Energie produzieren. Sie hat diesen Sachverhalt näher untersucht und in zahlreichen Blutproben betroffener Patienten extrem niedrige Q10-Werte nachgewiesen. Sie vermutet außerdem, dass hierdurch das Herz geschädigt wird, von dem wir wissen, dass seine Funktion in hohem Maße von Q10 abhängig ist.
Dr. Sarah Myhills Beobachtungen und der Einsatz von Q10 bei Patienten mit chronischem Erschöpfungssyndrom fanden im „Journal of Clinical and Experimental Medicine" Erwähnung. Abhängig von den Q10-Werten der einzelnen Patienten empfiehlt sie für eine therapeutische Wirkung Dosen zwischen 200 mg und 600 mg Q10 täglich. Diese Dosierung kann je nach Q10-Konzentration im Blut verringert werden. Für eine optimale Wirkung empfiehlt sie darüber hinaus Magnesium und L-Carnitin, was in rotem Fleisch enthalten ist oder als Nahrungsergänzung zugeführt werden kann.

Hoffnung für Fibromyalgie-Patienten

Laut einer kürzlich durchgeführten spanischen Studie können Q10-Präparate Schmerzen und Erschöpfung von Fibromyalgie-Patienten um 50 % verringern.

Fibromyalgie ist eine chronische Erkrankung, charakterisiert durch diffuse Schmerzen sowie Muskelschmerzen oder Verspannungen in größeren Körperregionen, den sogenannten „Tender Points" (etwa: empfindliche Stellen), die länger als drei Monate andauern.

Fibromyalgie wird mit einer erhöhten Konzentration bestimmter chemischer Neurotransmitter in Verbindung gebracht, die die Schmerzempfindlichkeit und die Reaktion des Körpers auf Belastung steuern. Außerdem konzentrieren sich Wissenschaftler auf das Enzym AMPK (AMP-aktivierte Proteinkinase), das im Allgemeinen für die Steuerung des Energieniveaus in den Zellen verantwortlich ist.

Etwa fünf Prozent der Weltbevölkerung sind von Fibromyalgie betroffen, die Mehrheit davon Frauen. Obwohl die Ursachen und Mechanismen dieser Erkrankung immer noch unklar sind, haben frühere Studien ergeben, dass dysfunktionale Mitochondrien in den Muskelzellen und Q10-Mangel eine Rolle spielen.

Der spanische Arzt Mario Cordero und seine Forschungskollegen haben eine bahnbrechende Studie mit 20 Fibromyalgie-Patientinnen durchgeführt. Über einen Zeitraum von 40 Tagen erhielt die Hälfte der Frauen dreimal täglich 100 mg Q10 (ein dänisches Q10-Präparat), während der anderen Hälfte entsprechende Placebos verabreicht wurden. Die Studie wurde doppelblind durchgeführt, sodass bis zur Veröffentlichung der Ergebnisse weder die Forscher noch die Patientinnen wussten, wem das Q10-Präparat verabreicht wurde.

52 % der Patientinnen aus der Q10-Gruppe berichteten von einer Linderung ihrer Fibromyalgie-Symptome. Im Vergleich zur Placebo-Gruppe hatten ihre Schmerzen um 65 % abgenommen, die empfindlichen Stellen um 44 %. Für ihre Ergebnisse werteten die Forscher Daten aus Fragebögen aus, die die Patientinnen vor und nach der Studie ausgefüllt hatten.

Auf Grundlage der Studienergebnisse halten die Forscher eine Nahrungsergänzung von dreimal täglich 100 mg Q10 für eine sinnvolle therapeutische Behandlung, die nicht nur die Schmerzen lindern, sondern gleichzeitig die Lebensqualität von Fibromyalgie-Patienten steigern kann.

Schizophrenie

PET-Scans von Schizophrenie-Patienten zeigen, dass die Stoffwechselaktivität in mehreren Gehirnregionen eingeschränkt ist. Dies hängt mit den

verminderten kognitiven Funktionen dieser Patienten zusammen.
In früheren Studien und Forschungsarbeiten des amerikanischen Wissenschaftlers Dr. Elkashef hat man herausgefunden, dass Q10 möglicherweise bei der Verbesserung der Gedächtnisleistung, der Konzentration und anderer kognitiver Funktionen eine Rolle spielt.
In einer von Dr. Elkashefs Studien erhielten 10 Schizophrenie-Patienten über einen Zeitraum von acht Wochen 300 mg Q10 oder entsprechende Placebos. Anschließend wurde ein psychologischer Test durchgeführt. Bei den Patienten, die Q10 erhielten, wurde eine positive Wirkung beobachtet. Möglicherweise ist dies eine Folge der erhöhten Energiezufuhr in den Gehirnzellen, deren Stoffwechselfunktion zuvor eingeschränkt war.

Parkinson, Chorea Huntington und andere neurodegenerative Erkrankungen

Q10 wirkt sich möglicherweise auch positiv auf die Prävention und Behandlung neurodegenerativer Erkrankungen aus, wie Parkinson, Chorea Huntington und ALS (Amyotrophe Lateralsklerose). Forscher vermuten, dass diese gefürchteten Krankheiten auf Mitochondrien zurückzuführen sind, deren Funktion gestört ist. Q10 verfügt in diesem Zusammenhang nachweislich über zahlreiche nützliche Eigenschaften. Wie bereits erwähnt, spielt es sowohl beim Energieumsatz als auch in seiner Funktion als leistungsfähiges Antioxidans eine wichtige Rolle, das die verletzliche DNA der Mitochondrien schützt.
Der amerikanische Neurologe und Wissenschaftler Professor Flint Beal hat gezeigt, dass hochdosierte Q10-Nahrungsergänzungspräparate (bis zu 600 mg pro Tag), die Chorea Huntington-Patienten verabreicht wurden, deren motorische Fähigkeiten verbessern, die Gewichtszunahme verzögern und mehrere andere Symptome im Zusammenhang mit der Krankheit lindern können.
Q10-Präparate scheinen sogar die Degeneration von Gehirngewebe und Neuronen zu verringern. Derzeit leitet Professor Beal eine neue Studie mit über 600 Chorea Huntington-Patienten und wird voraussichtlich in zwei Jahren die ersten Ergebnisse vorlegen können.
Die britische Forscherin Rita Horvart von der Universität Newcastle hat einen verringerten Q10-Gehalt in den Zellen von Kindern und Erwachsenen mit zerebellärer Ataxie beobachtet. Dies ist möglicherweise auf einen Defekt in dem für die Q10-Synthese zuständigen Gen zurückzuführen. Sie ruft zu weiteren Forschungsbemühungen in diesem Bereich auf.

Neurodegenerative Erkrankungen

Parkinson ist eine Nervenkrankheit, die insbesondere bei älteren Menschen auftritt und sich durch Muskelsteifigkeit und -zittern auszeichnet.
Chorea Huntington zeichnet sich durch unfreiwillige Bewegungen der Arme und Beine aus.
ALS (Amyotrophe Lateralsklerose) ist eine Krankheit, die alle Muskelgruppen und zuletzt die Atmungsorgane lähmt.
Zerebelläre Ataxie zeichnet sich durch unkoordinierte Bewegungen aus.

Fazit

Da die Mitochondrien bei der Umsetzung von Energie in den Zellen und bei vielen anderen zellulären Stoffwechselfunktionen eine entscheidende Rolle spielen, können defekte Mitochondrien die Ursache für zahlreiche Erkrankungen sein.
Viele Alterungsprozesse sind auf dysfunktionale Mitochondrien und einen verringerten Energieumsatz zurückzuführen. Möglicherweise besteht zwischen Senilität bei älteren Menschen und Q10-Mangel ein Zusammenhang. Eine schwedische Studie untersucht derzeit die potenzielle Rolle von Q10 bei der Erhaltung eines jugendlichen und aktiven Gehirns.
Mitochondriale Erkrankungen werden häufig mit neurologischen Störungen in Verbindung gebracht, und oft ist die Einnahme hochdosierter Q10-Präparate mehrmals täglich erforderlich.
Studien haben ergeben, dass eine tägliche Nahrungsergänzung mit 300 mg Q10 bei Migräne, Fibromyalgie und Schizophrenie eine positive therapeutische Wirkung zeigt.
Beim chronischen Erschöpfungssyndrom empfiehlt die Forscherin Sarah Myhill anfänglich höhere Dosen von Q10, um eine therapeutische Wirkung zu erzielen. Anschließend kann die Dosis je nach Bedarf wieder verringert werden.
Studien haben gezeigt, dass Q10-Präparate (bis zu 600 mg täglich) die Chorea Huntington-Patienten verabreicht wurden, deren motorischen Fähigkeiten verbessern und bestimmte andere Symptome lindern können.
Q10-Präparate scheinen sogar die Degeneration von Gehirngewebe und Neuronen zu verringern.
Q10 wirkt sich möglicherweise auch positiv auf die Prävention und die Behandlung neurodegenerativer Erkrankungen aus, wie Parkinson und ALS. Hier sind jedoch weitere Forschungsbemühungen erforderlich.

Die Bioverfügbarkeit von Q10-Präparaten ist für die Ergebnisse der klinischen Forschung unerlässlich.

In einigen Studien zu Q10 und seiner Wirkung auf neurodegenerative Erkrankungen wurden höhere Dosen eingesetzt, etwa 300-1.200 mg täglich. Derartige Mengen werden jedoch nicht zwangsläufig benötigt, wenn das Produkt standardisiert ist und dokumentiert wurde, dass es eine gute und zuverlässige Bioverfügbarkeit aufweist. So ist es beispielsweise durchaus möglich, dass eine Studie, bei der 1.200 mg Q10 mit schlechter Bioverfügbarkeit verabreicht werden, dieselben Ergebnisse liefert wie eine Studie, bei der die Patienten 200 mg Q10 erhalten – vorausgesetzt, das Produkt verfügt über eine gute und zuverlässige Bioverfügbarkeit.

Kapitel 10

Krebs, Chemotherapie, Q10 und andere Antioxidanzien

Krebs bezeichnet unterschiedliche Krankheiten mit unkontrollierbarem, bösartigem Zellwachstum.
Im Laufe der Zeit verteilen sich die Krebszellen über den Blutkreislauf und die Lymphbahnen im ganzen Körper. Sie können zelluläre Absiedlungen (Metastasen) bilden und so lebensbedrohlich werden.
Obwohl sich Screening-Methoden und Krebstherapien verbessert haben, steigt die Rate der Krebserkrankungen weiterhin an und stellt die zweithäufigste Todesursache dar. Die jährliche Anzahl der Krebstodesfälle in Europa entspricht in etwa der Anzahl an Personen, die zu Tode kämen, wenn täglich zwei Jumbojets abstürzen würden.
In den nächsten Jahren werden die Krebsraten laut Prognosen des nordischen Krebsregisters NORDCAN um über 50 % steigen.
Wir haben allen Grund dazu, die Krebsprävention durch einen gesunden Lebensstil zu stärken und auch die Krebstherapien als solche müssen weiterhin verbessert werden.

Viele Krebspatienten sterben an Mangelernährung

Laut WHO sterben 20 % bis 30 % aller Krebspatienten nicht an der Krankheit selbst, sondern aufgrund von Komplikationen, die durch Mangelernährung hervorgerufen werden. Aus diesem Grund müssen wir uns verstärkt auf eine optimale Ernährung konzentrieren, sowohl in Bezug auf die Krankheitsprävention als auch auf die tatsächlichen Krebsbehandlung.

Krebsursachen

Es gibt viele Ursachen für diese gefürchtete Krankheit: Umweltgifte, freie Radikale, Alter und Faktoren im Zusammenhang mit dem Lebensstil wie Übergewicht, Alkohol und Rauchen erhöhen das Krebsrisiko.
Der primäre Fokus liegt jedoch auf Genmutationen in der DNA der erkrankten Zellen. Dr. Dominic D'Agostino, Forscher und Dozent auf dem Gebiet der Molekularpharmakologie an der Universität Südflorida, vermutet, dass eine zu geringe Mitochondrienzahl oder mitochondriale Defekte zu einem gestörten Energieumsatz und einem gestörten Stoffwechsel in Krebszellen führen.
Wie bereits in Kapitel 7 erwähnt, haben Studien mit Tieren ergeben, dass ein Q10-Mangel in der Thymusdrüse die Fähigkeit des Körpers reduziert, Krebszellen zu bekämpfen. Dies ist die Folge einer verminderten Produktion von T-Zellen.
Um herauszufinden, welche Rolle Q10 bei Krebs genau spielt, ist weitere Forschungsarbeit nötig. Es ist nur einer von mehreren wichtigen Faktoren, da eine Vielzahl anderer Nährstoffe eine mehr oder weniger große Rolle bei der Erhaltung der Zellgesundheit spielt.

Zusammenspiel von Selen, Q10 und anderen Antioxidanzien

Forscher konzentrieren sich häufig nur auf eine einzige Therapie, um deren Wirkung zu erforschen. Wir dürfen jedoch nicht vergessen, dass im Körper eine ganze Reihe unterschiedlicher Nährstoffe zusammenarbeitet, wodurch möglicherweise eine synergistische Wirkung entsteht. Dies ist beispielsweise bei Selen und Q10 der Fall. Der Körper benötigt Selen, um Q10 zu produzieren und sicherzustellen, dass dieses seine Wirkung optimal entfalten kann. Aus diesem Grund wurde in der bereits erwähnten KiSel-10-Studie Selen mit Q10 kombiniert und nachgewiesen, dass sich die kardiovaskuläre Sterblichkeit von älteren Männern und Frauen reduzierte, wenn ihnen beide Nährstoffe verabreicht wurden.
Es wurde ebenfalls gezeigt, dass Selen und Vitamin E bei den biochemischen Prozessen im Körper als Paar zusammenarbeiten, und dass andere Antioxidanzien wie Vitamin A und C zusammen mit Zink die Wirkung verstärken. Es überrascht daher nicht, dass Forscher Q10 und verschiedene andere Antioxidanzien in ihre Studien aufgenommen haben, um herauszufinden, ob dies bessere Ergebnisse bringt.

Selen und spannende Forschung mit dänischer Selenhefe

1977 stellte Gerhard Schrauzer, emeritierter Professor der Universität San Diego, die Krebssterberaten für 27 Länder zusammen. Er stellte fest, dass eine erhöhte Selenzufuhr mit einer Verringerung der Krebssterberate in Verbindung steht. Seitdem wurde in zahlreichen epidemiologischen Studien nachgewiesen, dass Bevölkerungen, deren Selenkonzentration im Blut höher ist, ein geringeres Risiko haben, an verschiedenen Arten von Krebs zu erkranken und an deren Folgen zu sterben.

Außerdem haben Forscher die unterschiedliche Selenkonzentration im Blut gesunder Menschen im Vergleich zu der von Krebspatienten nachgewiesen, schon lange bevor die Krankheit bei diesen aufgetreten war.

Zahlreiche Studien zeigen, dass Selenpräparate das Risiko senken, Krebs zu entwickeln. Professor Larry C. Clark leitete eine umfassende Studie, die im „Journal of the American Medical Association" veröffentlicht wurde. Bei dieser Studie erhielten 1.312 Patienten über mehrere Jahre hinweg entweder 200 Mikrogramm Selenhefe oder entsprechende Placebos. Es wurde eine erhebliche Reduzierung der drei vorherrschenden Krebsformen bei der Patientengruppe festgestellt, der Selen verabreicht wurde: Die Zahl der Fälle von Prostatakrebs verringerte sich um 63 %, die von Darmkrebs um 58 % und die von Lungenkrebs um 46 %.

Clarks Studie motivierte andere Wissenschaftler zur Durchführung einer noch größer angelegten internationalen Studie (die PRECISE-Studie), um die Möglichkeiten zu untersuchen, die Selen bei der Krebsprävention bietet. Eine vielversprechende Pilotstudie wurde bereits durchgeführt und die Hauptstudie soll ca. 30.000 Patienten aus Dänemark, Schweden und Großbritannien einschließen. Aufgrund der ausgezeichneten Bioverfügbarkeit (es wurde nachgewiesen, dass fast 90 % des Selens aufgenommen werden) haben sich die Wissenschaftler für die Behandlung mit einer dänischen Selenhefe (SelenoPrecise) entschieden.

Selen und der Bedarf an diesem Nährstoff

Die Selenzufuhr einer Bevölkerungsgruppe schwankt in Abhängigkeit des Selengehalts der bewirtschafteten Böden und des Verzehrs von Fisch. In Skandinavien und vielen anderen Teilen Europas ist der Selengehalt der Böden sehr gering. Außerdem sind sich Experten noch nicht darüber einig, wie viel Selen der menschliche Körper tatsächlich benötigt. Die empfohlene Tagesdosis (RDA) liegt bei 55 Mikrogramm, aber viele Experten empfehlen eine tägliche Einnahme von 100-200 Mikrogramm.

Q10 und andere Antioxidanzien können das Leben verlängern und die Lebensqualität von Krebspatienten steigern

Eine dänische Pilotstudie der beiden Ärzte Dr. med. Niels Hertz (Dänemark) und Robert E. Lister (Großbritannien) zeigte, dass hochdosierte Q10-Präparate, Vitamin A, C und E sowie Beta-Carotin, Folsäure und Selen die Lebensdauer und -qualität von Patienten erhöhen können, die an unheilbarem Krebs erkrankt sind.

Über einen Zeitraum von neun Jahren wurden 41 unheilbar kranken Krebspatienten Präparate mit Q10 und den zuvor genannten Nährstoffen in hohen, jedoch unschädlichen Dosen verabreicht. Die primären Krebsarten dieser Patienten betrafen Brust, Gehirn, Lungen, Nieren, Bauchspeicheldrüse, Speiseröhre, Magen, Prostata, Eierstöcke und Haut. Die voraussichtliche Überlebensdauer der einzelnen Patienten wurde mithilfe der sogenannten Kaplan-Meier-Kurve berechnet. Unheilbar kranken Krebspatienten wurde eine Überlebensdauer von durchschnittlich 12 Monaten prognostiziert. Bei der Behandlung mit Antioxidanzien verlängerte sich die Überlebensdauer jedoch im Durchschnitt auf 17 Monate. Anders formuliert, lebten die Patienten 40 % länger als zu Beginn der Studie angenommen.

Außer der Unannehmlichkeit, täglich viele Tabletten einnehmen zu müssen, wurden in Bezug auf die Behandlung keine nennenswerten Nebenwirkungen beobachtet.

Die leitenden Forscher der Studie konnten darüber hinaus bei der Mehrheit der Patienten eine gesteigerte Lebensqualität feststellen, obwohl dies aus den Studienergebnissen nicht direkt hervorgeht.
Eine der interessantesten Beobachtungen war, dass diejenigen der unheilbar erkrankten Krebspatienten, die die Behandlung mit Q10 und anderen Nahrungsergänzungsmitteln unmittelbar nach ihrer Diagnose begannen, in Bezug auf Überlebensdauer und Lebensqualität im Durchschnitt bessere Ergebnisse erzielten als die Patienten, die erst in einem späteren Stadium behandelt wurden.
Obwohl es sich hierbei nur um eine kleinere Pilotstudie handelt, lassen die Ergebnisse darauf schließen, dass Q10 und andere Nährstoffe als Zusatz zu herkömmlichen Krebstherapien nützlich sein können.
Die Studie wurde 2009 im „Journal of International Medical Research" veröffentlicht und kann über die Eingabe der relevanten Suchbegriffe bei Google gefunden werden.

Fazit

Die Zunahme von Krebserkrankungen ist alarmierend. Viele Krebspatienten sterben nicht an der Krankheit selbst, sondern aufgrund von Komplikationen, die von Mangelernährung hervorgerufen werden.
Viele Krebsformen stehen mit ungesunder Ernährung und einem ungesunden Lebensstil in Zusammenhang. Darum kann jeder Einzelne viel tun, um eine Krebserkrankung zu vermeiden.
Da sich Krebs über Jahre hinweg entwickelt, besteht die Möglichkeit, die Erkrankung mithilfe relevanter Strategien aufzuhalten.
Q10 wirkt zusammen mit Selen, einem Nährstoff, der über mehrere Mechanismen verfügt, die zur Krebsprävention beitragen können. Im Blut von Krebspatienten kann eine niedrige Selenkonzentration schon lange vor dem Zeitpunkt nachgewiesen werden, an dem sich die Krankheit entwickelt. Und in Ländern, in denen die Selenzufuhr der Bevölkerung vergleichsweise hoch ist, sind niedrige Erkrankungsraten zu beobachten.
Q10, Selen und andere Antioxidanzien spielen eine wichtige Rolle bei der Krebsprävention. Darüber hinaus sind diese Nährstoffe auch bei der Krebsbehandlung von großer Bedeutung. Es wurde nachgewiesen, dass es sich lohnt, die Nahrungsergänzung mit Präparaten so früh wie möglich zu beginnen, um eine optimale Wirkung auf Überlebensdauer und Lebensqualität zu erreichen. Zudem ist es jedoch wichtig, sicherzustellen, dass jegliche Art der Nahrungsergänzung mit den konventionellen Therapien kombiniert werden kann.

Kapitel 11

Unser Bedarf an Nährstoffen und unsere Pflicht, die Verantwortung für unsere Gesundheit zu übernehmen

Kohlenhydrate, Fettsäuren und Proteine sind auch als Makronährstoffe bekannt. Neben ihnen benötigen wir Mikronährstoffe wie Q10, Vitamine und Mineralien, um die Makronährstoffe aufzuspalten und in Energie umzuwandeln, die unsere Zellen brauchen, um ihre jeweilige Funktion zu erfüllen. Da die Mikronährstoffe im Körper zusammenwirken und zahlreiche enzymatische Prozesse beeinflussen, kann ein Mangel an einem oder mehreren Mikronährstoffen weitreichende Folgen haben.

Der berühmte amerikanische Biochemiker Bruce Ames vertritt die Hypothese, dass der Alterungsprozess zum Großteil durch eine mangelnde Versorgung mit Mikronährstoffen entsteht. Wie bereits erwähnt, übernehmen Mikronährstoffe viele verschiedene Funktionen beim Energieumsatz, bei der Erhaltung der Zellen und bei zahlreichen Reparaturvorgängen.

Fehlt dem Körper ein Nährstoff, muss jede Zelle entscheiden, ob sie Energie produzieren möchte, um zu überleben, oder, ob sie sich lieber selbst repariert und dann an Energiemangel stirbt.

Eine Zelle, die sich entschließt zu überleben, nutzt allerdings mehr und mehr ab und wird schwach und anfällig für Angriffe von Krankheiten (einschließlich Krebs). Ames ist deshalb der Überzeugung, dass es lebenswichtig ist, einen solchen Mangel zu vermeiden.

Selbst für diejenigen von uns, die sich gesund ernähren und regelmäßig Sport treiben, gibt es viele Gründe, warum die Einnahme von Nahrungsergänzungsmitteln über einen kurzen oder längeren Zeitraum sinnvoll ist.

Alter

Unsere körpereigene Q10-Produktion beginnt abzunehmen, sobald wir um die 20 Jahre alt sind. Viele Menschen bemerken dies, wenn sie das 50. Lebensjahr überschreiten. Da der Körper im Alter Nährstoffe nicht mehr so gut aufnehmen und nutzen kann, kann sich außerdem der Bedarf an anderen Nährstoffen erhöhen.

Schlechte Qualität der Nahrung

Ein unvollständiger Reifungsprozess an der Sonne, ausgelaugte Böden und der Einsatz künstlicher Dünger und Pestizide führt zu belasteten Feldfrüchten, die nur noch wenige Nährstoffe enthalten.
Schlechte Rohmaterialien, Junkfood, Essstörungen usw. verschlimmern die Situation nur noch.

Umweltverschmutzung und Stimulanzien

Umweltverschmutzung sowie Einnahme und Missbrauch von Medikamenten stellen für das Immunsystem und die Entgiftungsorgane des Körpers (Leber, Nieren) eine Herausforderung dar.

Lebensumstände, Stress, Krankheiten und individueller Bedarf

Fehlender Sport, Stress, Schwangerschaft, Leistungssport, Krankheiten und die Einnahme von Medikamenten erhöhen häufig den Nährstoffbedarf. Die offiziellen Empfehlungen berücksichtigen allerdings nicht unsere individuellen Unterschiede. Die empfohlene Tagesdosis (RDA) ist für alle Menschen gleich, unabhängig von Gewicht, Größe, Gesundheitszustand etc.

Fazit

Selbst, wenn wir uns an offizielle Gesundheitsempfehlungen halten, können wir nicht sicher sein, dass wir optimal mit Makro- und Mikronährstoffen versorgt sind. Dies liegt an der schlechten Qualität unserer Nahrung, an der Tatsache, dass wir länger leben und dass wir einen ganz individuellen Bedarf haben.
Jeder Mensch muss die Verantwortung für seine Gesundheit selbst übernehmen und die individuellen Faktoren berücksichtigen, die den Bedarf an entsprechenden Präparaten erhöhen können.

Wenn sie sich physisch und mental ausgelaugt fühlen und die Widerstandskraft Ihres Körpers stärken oder den Alterungsprozess verzögern möchten, sollten Sie die Einnahme von Q10 in Betracht ziehen. Keine andere Nahrungsergänzung kann dieses lebenswichtige Coenzym, das von allen Zellen benötigt wird, ersetzen. Mehr praktische Hinweise finden Sie im folgenden Kapitel.

Kapitel 12

Q10-Präparate, Bioverfügbarkeit, Qualität und Sicherheit

Q10 ist ein relativ großes, fettlösliches Molekül, das der Körper in einer freien Form produzieren kann.

Das Q10, das in Nahrungsergänzungsmitteln und in verschiedenen Arten von Rohmaterialien für Q10 enthalten ist, besteht immer aus Molekülen, die sich zu einer kristallinen Struktur zusammengeschlossen haben. Wir Menschen können diese Kristalle nicht aufnehmen. Damit wir von einem Q10-Präparat profitieren können, müssen die Kristalle vollständig aufgelöst werden, sodass jedes Q10 Molekül die Darmschleimhaut einzeln (frei) mithilfe eines speziellen Transportmoleküls passieren kann.

Außerdem lösen sich die Q10-Kristalle nur vollständig bei einer Körpertemperatur auf, die um 10°C niedriger ist als die normale Körpertemperatur, es sei denn, das Q10 wurde vorher einer speziellen Öl- und Wärmebehandlung unterzogen. Da dies vielen Verbrauchern nicht bekannt ist, haben sie keinen Vorteil von der Einnahme ihrer Q10-Präparate.

Ein minderwertiges Q10-Präparat enthält typischerweise eine Mischung aus Q10-Kristallen und Öl, die nur über eine schlechte Bioverfügbarkeit verfügt, da sich die Kristalle bei Körpertemperatur ganz einfach nicht richtig auflösen.

Bei Präparaten in Pulverform liegt die Q10-Aufnahme bei weniger als 1 %, weshalb die Wirkung entweder unwesentlich oder möglicherweise gar nicht existent ist.

Bei anderen Produkten ist das Q10 entweder in sogenannte Liposome eingebettet oder wird mithilfe von nanotechnolgischen Prozessen gewonnen, von denen behauptet wird, sie würden die Wasserlöslichkeit der Q10-Moleküle erhöhen, sodass diese schneller aufgenommen werden. Selbst, wenn dies der Fall wäre, fehlt hierfür die entsprechende Dokumentation. Egal in welcher Form die Moleküle bereitgestellt werden oder welche Technologie Anwendung findet, Q10-Moleküle verfügen immer über die gleiche Zahl an Bindungen und werden immer fettlöslich bleiben. Die originale und natürliche, fettlösliche Form wird immer die Form bleiben, die am besten aufgenommen werden kann. Außerdem sollten Sie bedenken, dass in der Wissenschaft in Bezug auf Nanopartikel und deren

Wirkung auf den menschlichen Körper noch immer viele unbeantwortete Fragen existieren.
Die Qualität eines Q10-Produkts ist von entscheidender Bedeutung, sowohl für die Bioverfügbarkeit als auch für die Verarbeitung im Körper, die eng miteinander verbunden sind.
In diesem Zusammenhang lohnt sich der Hinweis, dass das dänische Unternehmen Pharma Nord eines der meist dokumentierten Q10-Präparate auf Basis von Ubiquinon entwickelt hat. Durch ein besonderes Verfahren, bei dem die Q10-Kristalle in einem speziellen Pflanzenöl erhitzt werden, wird die Struktur der Q10-Kristalle verändert. Anschließend geht sie in eine homogene Form über, die einer Schneeflocke ähnelt. Nach der Einnahme löst sich diese veränderte Form bei normaler Körpertemperatur vollständig auf und es entstehen einzelne Q10-Moleküle, die im Dünndarm ganz leicht aufgenommen werden können. Der Rohstoff, der für dieses Produkt verwendet wird, ist identisch mit dem Q10, das im Körper produziert wird.
Die höhere Bioverfügbarkeit und zuverlässige Qualität dieses Produkts wurde umfangreich wissenschaftlich dokumentiert.

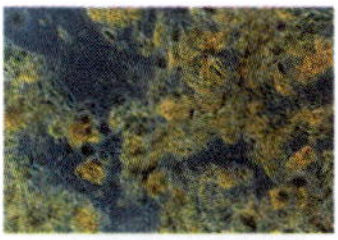

1. Unbehandelte Q10-Kristalle verhindern die effektive Q10-Aufnahme im Körper.

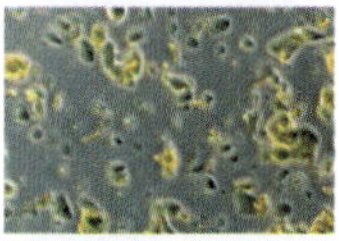

2. Ein minderwertiges Produkt entspricht eher einer Mischung aus Q10-Kristallen und Öl, was zu einer geringen Aufnahme des aktiven Q10 führt.

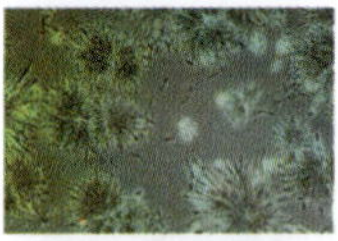

3. Q10 Bio-Qinon Gold® wird einer speziellen Wärmebehandlung unterzogen, wodurch die molekulare Struktur des Q10 von groben Kristallen in einheitliche „Schneeflocken“ umgewandelt wird.

4. Q10 Bio-Qinon Gold® löst sich bei normaler Körpertemperatur vollständig auf und kann anschließend als homogene Lösung leicht vom Körper aufgenommen werden.

Individueller Bedarf und Dosierung

Der Bedarf an Q10 variiert von Mensch zu Mensch und steigt normalerweise mit zunehmendem Alter an. Die erforderliche Dosis hängt auch davon ab, wie gut der Körper das Q10 aufnehmen kann, und von chronischen Erkrankungen oder anderen Faktoren, die den Bedarf erhöhen.

Im Allgemeinen ist der tägliche Bedarf wie folgt:

Dosierung zur Vorbeugung bei gesunden Menschen:	30-60 mg
Erschöpfung:	60-100 mg
Sportler:	100-300 mg
Statinanwender:	100 mg
Viele Arten chronischer Krankheiten:	100-300 mg
Herzpatienten:	150-300 mg
Krebspatienten:	300-400 mg

Da Q10 den Energieumsatz erhöht, wird normalerweise empfohlen, das Q10-Präparat morgens einzunehmen.
Bei chronischen Krankheiten und bei höheren Dosen sollte das Präparat zu verschiedenen Tageszeiten eingenommen werden, um Aufnahme und Verarbeitung zu erhöhen. Die Wirkung von zwei Dosen à 100 mg ist besser als die Wirkung von nur einer Dosis à 200 mg.

Verschiedene Formen Q10 und ihre Verwendung in Studien

Wie bereits besprochen, gibt es zwei Formen Q10: eine oxidierte Form, das Ubiquinon, und eine reduzierte Form, dass Ubiquinol. Der Wechsel zwischen diesen beiden Formen macht Q10 so einzigartig für den Energieumsatz und als Antioxidans.
Die meisten Menschen können Ubiquinon ganz leicht in Ubiquinol umwandeln und das richtige Verhältnis der beiden Formen aufrechterhalten. Dies gilt auch für Präparate, bei denen die Umwandlung im Körper stattfindet.
Die in diesem Buch aufgeführten Studien basieren auf Q10 in Form von Ubiquinon.

Viele Präparate, die auf Q10 in Form von Ubiquinol basieren, behaupten, ihre Bioverfügbarkeit sei höher als die von Ubiquinon. Das Problem bei Ubiquinol ist, dass es eine sehr verletzliche Substanz ist. Ubiquinol oxidiert sehr schnell und verwandelt sich in Ubiquinon zurück, sobald es im Verdauungstrakt mit Sauerstoff in Berührung kommt. Geschieht dies, gibt es keinen direkten Vorteil mehr. Es ist ein hochspezialisiertes Verfahren erforderlich, um Kapseln aus Ubiquinol als Rohmaterial herzustellen und zu gewährleisten, dass es seine nicht-oxidierte Form in den Kapseln behält. Nur sehr wenige Hersteller können dokumentieren, dass ihr Verfahren dies garantiert.

Darüber hinaus ist die Herstellung von Ubiquinol erheblich teurer und nur sehr wenige Studien zeigen tatsächlich, dass diese Form von Q10 besser aufgenommen wird. Daher kann man ebenso gut Ubiquinon verwenden, dessen Bioverfügbarkeit, Qualität und Sicherheit dokumentiert ist.

Kardiologe testet Q10 und stellt fest, dass Ubiquinon und Ubiquinol die gleiche Wirkung haben

Der amerikanische Kardiologe Dr. Stephen Sinatra ist ein Pionier bei der Vorbeugung und Behandlung von Herzkrankheiten mit Q10. In einer Studie mit 12 Freiwilligen hat er gezeigt, dass Präparate mit Ubiquinon von hoher Qualität genauso wirksam sind wie Präparate mit Ubiquinol. Bei der Messung der Q10-Konzentration im Blut der Patienten stellte er fest, dass beide Q10-Formen die Konzentration wirksam erhöhten.

Der Q10-Test

Ubiquinon ist gelblich, während Ubiquinol eine helle oder milchig-weiße Farbe hat. Schneiden Sie eine Kapsel auf und drücken Sie den Inhalt heraus. So haben Sie den direkten Beweis.

Sicherheit und Nebenwirkungen

Q10 wird allgemein als äußerst sichere Substanz angesehen. Der Mensch kann über einen längeren Zeitraum Q10-Präparate einnehmen, ohne dass dies die körpereigene Q10-Produktion beeinflusst.
Da Q10 die Gerinnungsfähigkeit des Blutes hemmen kann, sollten Menschen, die Medikamente zur Blutverdünnung einnehmen, kein Q10 nehmen, ohne vorher ihren Arzt zu konsultieren.

Fazit

Q10 ist ein fettlösliches Molekül. Egal welche Technologie bei der Herstellung der Präparate eingesetzt wird, die Q10-Moleküle werden immer fettlöslich bleiben.

Das Q10, das in Nahrungsergänzungsmitteln und in verschiedenen Arten von Rohmaterialien enthalten ist, besteht immer aus Molekülen, die sich zu einer kristallinen Struktur zusammengeschlossen haben. Der Mensch kann diese Kristalle bei normaler Körpertemperatur nicht auflösen. Es ist eine spezielle Wärmebehandlung erforderlich, um die molekulare Struktur des Q10 zu verändern und vollständig aufzulösen, sodass es im Dünndarm aufgenommen werden kann.
Die Qualität eines Q10-Produkts ist von entscheidender Bedeutung, sowohl für die Aufnahme als auch für die Verarbeitung, die eng miteinander verbunden sind.
Die in diesem Buch enthaltenen Studien basieren auf Q10-Präparaten in Form von Ubiquinon. Grund dafür ist, dass Ubiquinon deutlich stabiler ist als Ubiquinol und auch günstiger produziert werden kann, aber auch, dass der menschliche Körper Ubiquinon ganz leicht in Ubiquinol umwandeln und das richtige Verhältnis der beiden Formen aufrechterhalten kann.

Die Dosierung von Q10 hängt von der Qualität des Produktes ab, aber auch vom Alter des Menschen und davon, ob er an einer chronischen Krankheit leidet oder aus anderen Gründen einen erhöhten Q10-Bedarf hat.

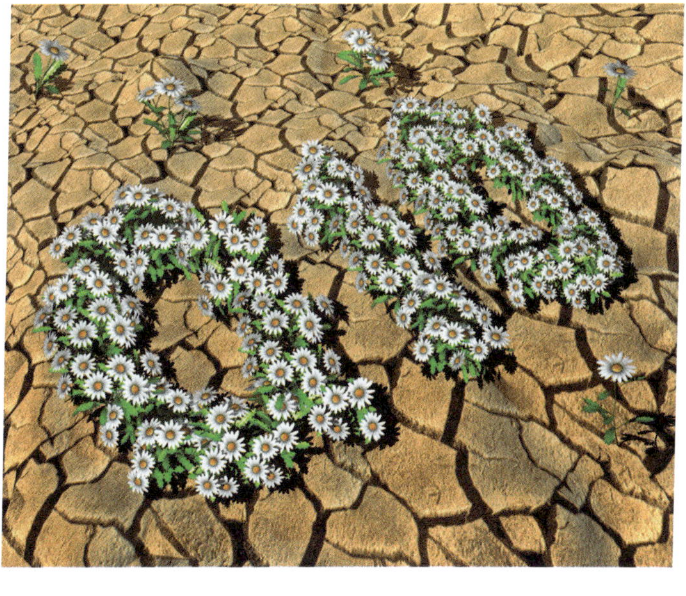

Kapitel 13

Zusammenfassung

- Q10 ist ein fettlösliches Coenzym, das viele lebenswichtige Funktionen erfüllt.

- Die körpereigene Produktion von Q10 ist unsere wichtigste Versorgungsquelle. Ab dem 20. Lebensjahr nimmt unsere körpereigene Q10-Produktion ab. Viele Menschen bemerken dies, wenn sie das 50. Lebensjahr überschreiten.

- Stress, bestimmte Krankheiten und Medikamente können außerdem dazu beitragen, dass die Q10-Werte sinken.

- Die Tatsache, dass Q10 in unterschiedlichen Formen mit unterschiedlichen Funktion vorkommen kann – als Redox-Paar – ist aus biochemischer Sicht einzigartig.

- Ubiquinon ist die oxidierte Form. Es ist besonders wichtig für den Energieumsatz in den Mitochondrien und hat eine gelbliche Farbe.

- Ubiquinol ist die nicht-oxidierte Form, die hauptsächlich im Blut vorkommt. Es ist besonders wichtig als Antioxidans und hat eine helle oder milchig-weiße Farbe.

- Der Körper wechselt je nach Bedarf zwischen den beiden Formen hin und her.

- Im Gegensatz zu vielen Stimulanzien stellt Q10 eine natürliche Möglichkeit dar, den Energiehaushalt zu unterstützen. Für den Körper ist es nicht gut, wenn er mit unterschiedlichen Stimulanzien angeregt wird, obwohl ein Q10-Mangel der eigentliche Grund für den verringerten Energiehaushalt ist.

- Q10-Präparate sind besonders nützlich für gestresste Menschen, die mehr Energie benötigen oder die Alterungserscheinungen verzögern wollen.

- Q10-Präparate können auch im Zusammenhang mit aerobem Training und Gewichtsreduktion sinnvoll sein.

- Schlechte Spermienqualität kann Folge eines Q10-Mangels sein. Q10 ist wichtig für die die Beweglichkeit der Spermien und den Schutz ihrer DNA.

- Viele Studien haben gezeigt, welche Rolle Q10 bei der Prävention und der Behandlung von Herzinsuffizienz spielt. Das Herz ist ein schwer arbeitender Muskel, der eine enorme Menge Q10 benötigt, um die Energie für seine Kontraktionen zu produzieren.

- Die KiSel-10-Studie hat gezeigt, dass die Nahrungsergänzung mit Q10 und Selen die kardiovaskuläre Sterblichkeit um über 50 % reduzieren kann.

- Q10 schützt vor Atherosklerose und Hypertonie – selbst bei Diabetes.

- Q10-Präparate schützen vor den Nebenwirkungen cholesterinsenkender Statine. Grund hierfür ist, dass Statine ein Enzym hemmen, das für die Produktion von Cholesterin und Q10 im Körper unerlässlich ist. Nahrungsergänzungsmittel gleichen den Q10-Mangel aus.

- Studien lassen darauf schließen, dass oxidativer Stress und die Angriffe der freien Radikale auf die mitochondriale DNA die eigentlichen Ursachen für den Alterungsprozess und zahlreiche Erkrankungen sind.

- In diesem Zusammenhang ist Q10 das leistungsfähigste Antioxidans zum Schutz der verletzlichen DNA der Mitochondrien.

- Migräne, Altersschwäche, chronisches Erschöpfungssyndrom, Fibromyalgie und viele neurodegenerative Erkrankungen werden durch Funktionsstörungen der Mitochondrien ausgelöst. In vielen Fällen können Q10-Präparate eine positive Wirkung erzielen.

- Viele Krebsarten werden durch ungesunde Ernährung und einen ungesunden Lebensstil verursacht. Viele Krebspatienten sterben nicht an der Krankheit selbst, sondern aufgrund von Komplikationen, die von Mangelernährung hervorgerufen werden.

- Wir müssen uns verstärkt auf eine optimale Ernährung konzentrieren – sowohl in Bezug auf die Krankheitsprävention als auch im Zusammenhang mit der tatsächlichen Krebsbehandlung.

- Q10 ist eine fettlösliche Substanz, die der Körper nur schwer aus Ergänzungsmitteln aufnehmen kann, sofern das Q10 nicht in eine Form mit hoher Bioverfügbarkeit umgewandelt wurde.
- Es ist ratsam, Q10-Präparate zu wählen, die eine dokumentiert hohe Bioverfügbarkeit aufweisen und vom Körper gut aufgenommen und genutzt werden können.
- Die in diesem Buch beschriebenen Studien basieren auf Q10-Präparaten in Form von Ubiquinon.

Literaturverzeichnis

Allen, H. Pak et al. Accumulation of mitochondrial DNA deletion mutations in aged muscle fibers: evidence for a casual role in muscle fiber los.

The Journals of gerontology. Series A. Biological sciences and medical science march 2007.

Bodylab Fitness News. Administrator: Ny viden om hvorfor vi mister muskelmasse med alderen 2011

Cordero MD, el al. Can CoenzymeQ10 Improve Clinical and Molecular Parameter in Fibromyalgia? Antioxid & Redox Signal 2013. E-pub ahead of print

Caso Giuseppe et al: Effect of Coenzyme Q10 on Myopathic Symptoms in Patients Treated With Statins. The American Journal of Cardiology. 2007

Chinnery, P.F., E.A. Schon. Mitochondrien. Journal of Neurology Neurosurgery and Psychiatry 2003

D'Agostino Dominic: Compelling evidence to support cancer as a metabolic disease. Amazone.com 2012

Deichmann RE et al: Impact of coenzyme Q-10 on parameters of cardiorespiratory fitness and muscle performance in older athletes taking statins. Phys Sportsmed. 2012

Dilling, Henrik. Lev sundt med vitaminer og mineraler. Lindhardt og Ringhof 2012

Various authors: Seventh Conference of the International Coenzyme Q10 association, Seville, November 2012

Echtay K.S. et al. Q10 activates Uncoupling proteins. Proc Natl Sci USA

Flytlie, Knut, T og Bjørn Madsen: Q10 Body Fuel. Ny Videnskab 2009

Flytlie, Knut T. Q10 Ubiquinon – Cellernes kraftværk. Ny Videnskab 1991

Hansen, Bjarne Lühr: Kronisk trætheds syndrom. Sundhed.dk 2010

Henriksen, Rikke, Kruse. Hvidt fedt og brunt fedt er ikke lige fedt. Videnskab.dk 2012

Hershey et al. Q10 and migraine. Headache 2007

Hertz, Niels: Hjertesund Senior: Ny Videnskab 2012

Hertz, N. and R.E. Lister: Improved Survival in Patients with End-stage Cancer Treated with Coenzyme Q10 and Other Antioxidants: a Pilot study. The Journal of International Medical Research 2009.

Judy, William V. et al: Coenzyme Q10 Facts or Fabrications. Natural Products Insider 2007

Khan Martin et al: A pilot clinical trial of the effects of coenzyme Q10 on cronic tinnitus aurium. Otolaryngology- Head and Neck Surgery 2007

Krull, Jeanne, Antol. UM Researchers Present Dramatic Cancer Findings. University of Miami Leonard M. Miller School of Medicine. News 2005

Linnane et al. Cellular redox activity of coenzyme Q10: effect of coQ10 supplementation on human skeletal muscle. Free Rad Res 2002

Littarru, Gian, Paolo. Energy and Defence. Facts and perspectives on Coenzyme Q10 in biology and medicine. Casa Editrice Scientifica Internazionale 1994

Margulis, Lynn, Dorion Sagan: Mikrokosmos. Fire milliarder års udvikling. Munksgaard 1986

Mitzu K et al. Q10 enhances Exertion Time Before Fatigue Sets. Nutrition

Molyneux, Sarah L. et al: Coenzym Q10. An Independent Predictor of Mortality in Chronic Heart Failure. Journal of the American College of Cardiology. No 18, 2008

Mortensen, Svend Aage. Overview of coenzyme Q10 as adjunctive therapy in chronic heart failure. Rationale, design and endpoints on "Q-Symbio" – A multinational trial. Biofactors 18 (2003) IOS Press

Myhill Sarah et al; Chronic fatigue syndrome and mitochondrial dysfunction. International Journal of Clinical and Experimental medicine 2009

Raben Anne, Regitza Siggard. Ernæring- Træningslære. Danmarks Idrætsforbund 1999

Rosenfelt et al., Coenzyme Q10 in the treatment of hypertension: a meta-analysis of the clinical trials. J. Human Hypertension 21, 2007

Sandor P.S. et al., Q10 and Migraine. ISBN 64713-52005

Vorman, Jürgen: Q10 – a potent bioenergetic and antioxidative coenzyme with significant health effects. International coenzyme Q10 association. 2009